Management of Pelvic Organ Prolapse
Current Controversies

盆腔器官脱垂
治疗与争议

原著　[意] Vincenzo Li Marzi

　　　[意] Maurizio Serati

主审　王建六

主译　孙秀丽

中国科学技术出版社

·北京·

图书在版编目（CIP）数据

盆腔器官脱垂：治疗与争议 /（意）文森佐·李·马齐 (Vincenzo Li Marzi),（意）毛里齐奥·塞拉蒂 (Maurizio Serati) 原著；孙秀丽主译 . — 北京：中国科学技术出版社，2021.7

书名原文：Management of Pelvic Organ Prolapse: Current Controversies

ISBN 978-7-5046-9049-4

Ⅰ.①盆… Ⅱ.①文… ②毛… ③孙… Ⅲ.①妇科外科手术 Ⅳ.① R713

中国版本图书馆 CIP 数据核字 (2021) 第 101159 号

著作权合同登记号：01-2021-2369

First published in English under the title

Management of Pelvic Organ Prolapse: Current Controversies

edited by Vincenzo Li Marzi, Maurizio Serati

Copyright © Springer International Publishing AG, part of Springer Nature 2018

This edition has been translated and published under licence from Springer Nature Switzerland AG.

All rights reserved.

策划编辑	焦健姿　费秀云	
责任编辑	方金林	
装帧设计	佳木水轩	
责任印制	李晓霖	

出　　版	中国科学技术出版社
发　　行	中国科学技术出版社有限公司发行部
地　　址	北京市海淀区中关村南大街 16 号
邮　　编	100081
发行电话	010-62173865
传　　真	010-62179148
网　　址	http://www.cspbooks.com.cn

开　　本	889mm×1194mm　1/16
字　　数	178 千字
印　　张	10.5
版　　次	2021 年 7 月第 1 版
印　　次	2021 年 7 月第 1 次印刷
印　　刷	天津翔远印刷有限公司
书　　号	ISBN 978-7-5046-9049-4 / R·2715
定　　价	138.00 元

译者名单

主　审　王建六

主　译　孙秀丽

副主译　苗娅莉　吴桂珠

译　者（以姓氏笔画为序）

王世言　北京大学人民医院

安　方　北京大学人民医院

刘天航　北京大学人民医院

孙秀丽　北京大学人民医院

吴桂珠　同济大学附属第一妇婴保健院

吴晓彤　北京大学人民医院

宋佼洋　北京大学人民医院

张　迪　北京大学人民医院

苗娅莉　四川大学华西第二医院

高　蕾　北京大学人民医院

谈　诚　北京大学人民医院

彭　静　同济大学附属第一妇婴保健院

谢　冰　北京大学人民医院

主审简介

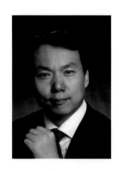

　　王建六，医学博士，妇产科教授，博士研究生导师，北京大学人民医院教学副院长、党委委员，妇产科主任，妇产科教研室主任。中华医学会妇产科学分会常委，中华医学会妇科肿瘤分会常委，全国女性盆底疾病学组副组长、中国研究型医院学会妇产科学专业委员会主任委员，北京医学会妇产科分会主任委员、北京医学会妇科肿瘤学分会候任主任委员，北京市医师协会妇产科分会会长。《J of Gynecol Surgery》《Int J Ob & Gyn Res》《J Gynecol Oncology》等国际期刊编委，《Gyneology and Obstetrics Clinical Medcine》主编，《中国妇产科临床杂志》副主编，《中华临床医师杂志（电子版）》副总编辑，《中华妇产科杂志》《中国实用妇科与产科杂志》《实用妇产科杂志》《现代妇产科进展》《国际妇产科杂志》《妇产与遗传》《中国医刊》等期刊常务编委或编委。从事妇产科医、教、研工作 30 余年，重点研究方向为妇科恶性肿瘤和盆底功能障碍性疾病的诊疗工作。率先在全国开展女性盆底疾病的诊治，在国内最早倡导盆底疾病多学科联合诊治理念并牵头成立"北京大学人民医院女性盆底疾病诊疗中心"；擅长盆底重建、抗尿失禁手术及生殖道整形手术；潜心盆底功能障碍性疾病的发病机制研究及盆底新型补片研发，获批"女性盆底疾病研究北京重点实验室"。承担国家级及省部级课题 28 项，获省部级科技成果 11 项。曾获霍英东基金会教师奖和卫生部优秀科研人才、吴阶平 – 杨森医学药学奖、科学中国人和国家名医等荣誉称号。发表论文 300 余篇，主编（译）专著 18 部。

主译简介

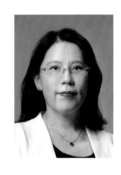

孙秀丽，医学博士，博士研究生导师，主任医师，教授，北京大学人民医院妇产科副主任。北京妇幼保健与优生优育协会会长，中国整形美容协会女性生殖整复分会副会长，中国女医师协会妇产科专委会副主任委员，世界中联女性盆底医学专委会副会长，《中国妇产科临床》《Gynecology and Obstetrics Clinical Medicine》《中国实用妇产科杂志》《中国实用妇科与产科杂志》等期刊编委。中华预防医学会盆底项目高级培训师。长期从事女性盆底疾病临床及科研工作，擅长子宫脱垂、尿失禁、女性外生殖器整形等手术，对盆底功能障碍性疾病的康复治疗有丰富经验，其团队在女性盆底疾病的发病机制、康复治疗机制及新型补片研发等方面进行了卓有成效的研究，为临床治疗提供有力支持。2018 年获中国预防医学会"盆底十年优秀个人奖"。获省部级奖励 6 项。承担国家级及省部级课题 10 余项，发表论文 50 余篇，主编主译著作 2 部，副主编副主译著作 3 部。

内容提要

　　本书引进自世界知名的 Springer 出版社，由意大利泌尿科及泌尿妇科专家 Vincenzo Li Marzi 和 Maurizio Serati 共同编写，主要阐述了盆腔器官脱垂治疗中存在争议的热点话题，不仅涵盖了盆底的功能解剖、盆腔器官脱垂的病因、评估及治疗等话题，还对盆腔器官脱垂诊治中有争议的问题进行了全面的文献回顾及分析。书中所述均从临床实际应用出发，紧贴医患共同关心的盆腔器官脱垂治疗结局，对现存争议话题试图探索出较优结论，启发读者进一步理解及思考，非常适合泌尿科及泌尿妇科相关医师参考阅读。

中文版序

盆底疾病在女性人群中的发病率高达 18%～33%，主要包括下尿路功能障碍、肛肠功能障碍、盆腔痛、盆腔器官脱垂和性功能障碍等病症，严重影响广大女性的生活质量及健康。随着人口老龄化，预测在未来 30 年中，盆底疾病的增长率为人口增长率的 2 倍。因此，应引起广大医务工作者的高度重视。

盆底疾病的发病机制复杂，临床诊断方法较多，标准亦不统一，临床处理存在许多棘手问题，如手术治疗与非手术治疗的选择，如何正确选用子宫托，如何解决盆腔脏器脱垂同时伴发的泌尿、肠道功能障碍，自体组织修复与补片的选择，术后患者生活质量评价等，这些均是盆底疾病领域应关注解决的问题。

意大利泌尿外科及泌尿妇科专家 Vincenzo Li Marzi 和 Maurizio Serati 共同编写了 *Management of Pelvic Organ Prolapse: Current Controversies*，由世界知名的 Springer 出版社出版发行，为盆腔器官脱垂治疗与争议这一领域填补了学术空白。该书从介绍盆底解剖结构及生理功能着手，探讨了盆腔脏器脱垂的流行病学特征、泌尿生殖器官脱垂伴发的功能障碍，并讨论了辅助检查手段尿动力和 MRI 的应用时机，同时围绕热点问题对保守及手术治疗进行了讨论，还对手术随访及症状评价指标进行了综述。书中所述将广大临床医生感到困惑及想要解决的问题进行了系统的综述及讨论，紧贴医患共同关心的盆腔器官脱垂治疗结局，试图对现存争议话题探索出较优结论，启发读者进一步理解及思考，非常适合泌尿科及泌尿妇科相关医师参考阅读。

孙秀丽教授领衔北京大学人民医院妇产科盆底团队，邀请国内有关专家共同翻译了本书，翻译人员均为工作在盆底领域临床一线的年轻学者，他们认真负责，科学严谨，忠于原著进行了细致翻译。翻阅书稿，深感欣慰，这是一部高质量的译著，感谢所有编者的努力，很高兴又有一部颇具临床指导价值的盆底参考书出版发行，希望本书能够对国内盆底疾病诊治水平的提升有所帮助！

北京大学人民医院　王建六

原 书 序

很高兴向大家介绍由 Vincenzo Li Marzi 和 Maurizio Serati 两位专家共同编写的这部 *Management of Pelvic Organ Prolapse: Current Controversies*。本书是由意大利尿动力学协会（Società Italiana di UroDinamica，SIUD）组织编写的"尿动力学、神经泌尿学和盆底功能障碍"系列丛书之一，旨在为参与尿失禁、下尿路症状及盆底功能障碍诊治的医务工作者提供教材。

正如著者所述，尽管盆腔器官脱垂（pelvic organ prolapse，POP）是一种常见疾病，有大量患者受到该疾病的困扰，但其评估及治疗的许多方面尚存在争议。

本书提供了有关 POP 诊断和治疗的最新信息。我相信许多专业人士，尤其是妇科医生和泌尿科医生，会从此书中获得他们感兴趣的知识。SIUD 希望此系列丛书，特别是本书，可以帮助更多人提高诊断流程和治疗质量，并最终为患者提供更好的服务。

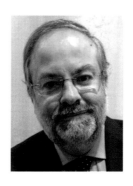

Prof. Enrico Finazzi Agrò
Associate Professor of Urology
Department of Experimental Medicine and Surgery
University of Rome Tor Vergata, Rome, Italy
President of the Italian Society of Urodynamics (SIUD), Florence, Italy

译者前言

　　盆腔器官脱垂不仅是器官的解剖学下移，同时还伴有功能障碍。其发病机制、病情评估及治疗效果等的影响因素众多，许多方面尚无共识，且存在争议，使得泌尿妇科领域充满挑战，但这也正是其魅力所在。就像本书原书前言中引用 Te Linde 所说的话，没有哪位医生对他治疗过的盆腔脏器脱垂患者的远期效果充满绝对的信心。

　　本书围绕盆腔器官脱垂临床诊治中的困惑及有争议的问题，在回顾最新文献的同时，结合作者自身的经验，进行了客观的剖析和阐述。书中所述涵盖盆底功能解剖、流行病学特征、器官功能障碍、疾病评估及治疗等诸多方面。尽管多数热点问题未能给出肯定的答案，但足以引起读者的重视与思考，并有助于在临床实践中避免不良结局，提高患者的满意度。

　　基于以上特点，本书更适合有较丰富临床经验的泌尿妇科医务工作者。在临床实践中遇到困惑时拿出来查阅相关内容，反复琢磨，定有裨益。

　　在本书翻译过程中，我本人对原本临床中的很多困惑问题有了新的认识，深感获益。相信本书对泌尿妇科医生都会有帮助。

　　感谢王建六教授在百忙之中审阅译稿，并在诸多方面给予指导。感谢苗娅莉教授和吴桂珠教授承担了本书的大量译校工作，感谢本书的学术秘书王世言医生的细致组织协调，感谢中国科学技术出版社在本书引进及出版方面给予的帮助，感谢所有译者的辛勤努力。

　　尽管我们在翻译过程中，竭力忠于原著，但由于译者较多，各自翻译风格有所不同，加之中外术语规范及语言表述习惯有所差异，中文翻译版中可能存在一定的疏漏及欠妥之处，敬请各位同道及广大读者批评指正。

北京大学人民医院　孙秀丽

原书前言

盆腔器官脱垂 (POP) 是泌尿妇科领域最常见的疾病之一。因此，脱垂修复手术在泌尿妇科领域中的重要性日益凸显。

20 世纪以来，外科医生和研究人员在 POP 的病理生理学、疾病分类及诊断方面进行了深入研究，以期获得有效的治疗，同时提高患者的生活质量。

然而，POP 评估及治疗的许多方面仍存在争议，包括与 POP 发生相关遗传因素的新发现，以及尿动力学评估在 POP 诊治中的作用。

到目前为止，还没有公认的治疗阴道脱垂的"金标准"。

本书全面阐述了 POP 治疗的热点话题，如使用移植替代物的盆底重建手术、自体组织重建手术、微创腹腔镜手术及机器人手术。此外，还讨论了子宫切除术在 POP 修复手术中的作用。

本书对 POP 修复术后临床结局进行了全面的更新回顾，包括围术期并发症、手术对膀胱功能、性功能、肠道功能及患者生活质量的影响。

Te Linde 在 1966 年曾说过："每一位长期从事泌尿妇科专业并富有经验的医生都不得不承认，他对自己完成的脱垂修复术远期结果并不完全满意。"如今，这种情况没有发生明显的改变。所以，对于参与此挑战性疾病治疗的泌尿科医生和妇科医生来说，本书将有助于他们的临床诊治，从而为患者提供更优质的服务。

Vincenzo Li Marzi
Florence, Italy

Maurizio Serati
Varese, Italy

目 录

第一篇 总 论

第四篇　疗效及随访

第一篇

总 论
General Remarks

第 1 章　盆底重建手术外科解剖学

Surgical Anatomy for the Reconstructive Pelvic Surgeon

Paulo Palma　Elisabetta Costantini　**著**

苗娅莉　**译**

一、概述

骨盆底解剖学包括两个方面：功能解剖学和外科解剖学。功能解剖学阐述了筋膜、韧带、神经和肌肉之间的相互作用，以及上述结构对盆底的支撑功能，包括控制排尿、排便以及维持盆腔器官处于正常位置。外科解剖学则描述和解释骨盆底结构的平面和空间位置，以及盆底结构的缺失、缺损和缺陷，并以此重建盆底支撑结构。

二、盆底功能解剖学

盆底功能解剖与盆底组织对盆腔器官的支撑功能以及排尿、排便、控尿和控便密切相关。其功能通过盆内筋膜、盆底肌肉、会阴体、会阴肌肉及其动态的相互作用得以实现[1, 2]。

盆膈

目前关于肛提肌及其相关筋膜的术语尚存在诸多争议，在本书中盆膈由肛提肌和坐骨尾骨肌组成。其中肛提肌由 3 部分组成，包括：①耻骨尾骨肌（耻骨内脏肌），起源于耻骨、连接于尾骨（图 1-1）；②耻骨直肠肌，起源于耻骨，与对侧耻骨直肠肌相连续，形成包绕直肠远端的吊索样结构，其收缩形成肛门直肠角；③髂骨尾骨肌，起源于盆筋膜腱弓，向后延伸，连接于骶骨前部，形成肛提肌板。

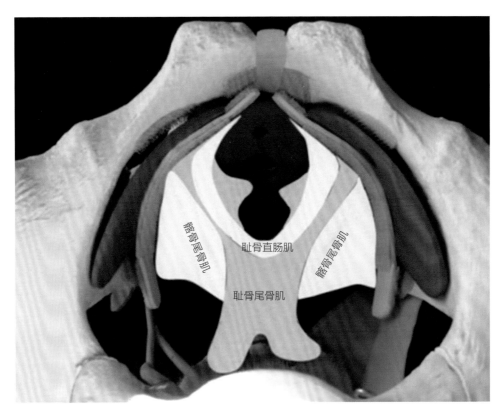

▲ 图 1-1 耻骨尾骨肌

磁共振成像研究显示，盆膈外观呈漏斗形[3, 4]。

女性会阴呈菱形，前方以耻骨及耻骨联合为界，前外侧方以耻骨降支为界，外侧方以坐骨结节为界，后外侧方以骶结节韧带为界，后方以尾骨为界。

从一侧坐骨结节至另一侧坐骨结节之间的假想线将会阴分为两个三角形[4]：泌尿生殖三角（前）和肛三角（后）（图 1-2）。

根据与会阴膜的关系，将泌尿生殖三角的肌肉分为浅、深两部分（图 1-3）。会阴浅肌群包括：①会阴浅横肌，起源于坐骨粗隆，连接于会阴体；②球海绵体肌，起源于会阴体，连接于阴蒂海绵体；③坐骨海绵体肌，起源于坐骨结节，连接于阴蒂脚。

会阴深肌群（图 1-4）包括：①会阴深横肌，起源于坐骨粗隆，连接于会阴体基底部；②尿道阴道括约肌，类似于球海绵体肌，环绕尿道和阴道口。

1. 盆内筋膜

盆内筋膜是指连接脏器和骨盆壁的筋膜结构。

在解剖学上，根据筋膜结构的位置和功能分别进行命名[10-12]。

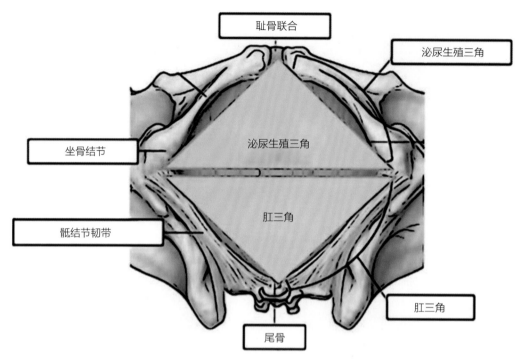

▲ 图 1-2　尿生殖三角和肛三角

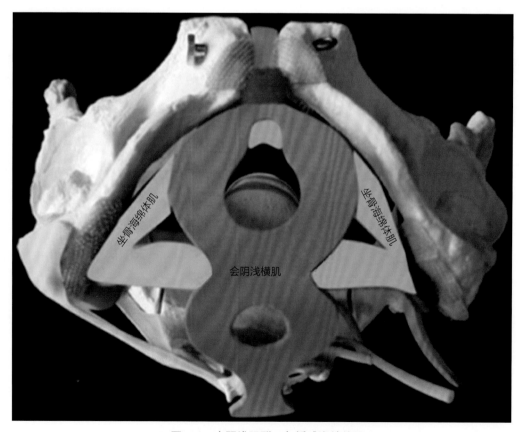

▲ 图 1-3　会阴浅肌群，包括球海绵体肌

　　子宫主骶韧带复合体是由子宫主韧带、骶韧带和宫旁组织组成，其起源于 $S_2 \sim S_4$ 骶髂关节，连接于宫颈环[3,5]，该复合体为子宫和阴道顶端提供支撑（图 1-5）。

　　2. 耻骨宫颈筋膜（图 1-6）

　　3. 直肠阴道筋膜（图 1-7）

　　4. 会阴膜与会阴体

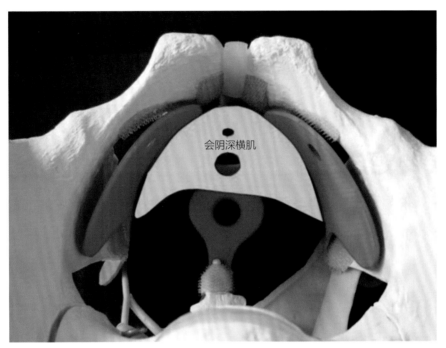

▲ 图 1-4　会阴深横肌

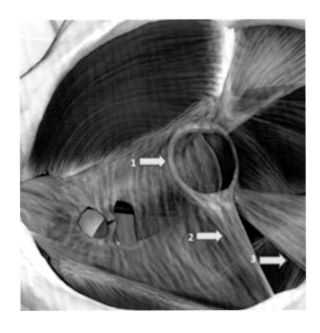

◀ 图 1-5　宫颈环 **(1)**、主韧带 **(2)**、骶韧带 **(3)**（经许可引用）

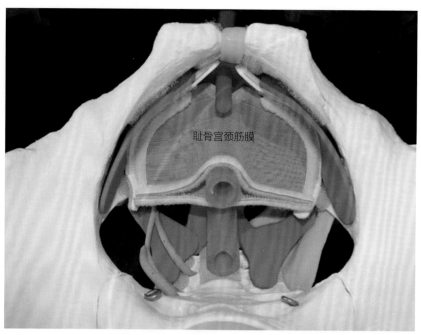

▲ 图 1-6　耻骨宫颈筋膜，起源于耻骨，向外侧方连接于白线、盆筋膜腱弓，近端连接宫颈环

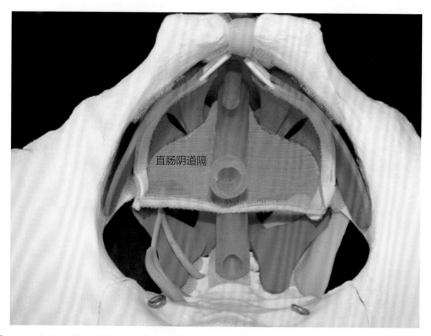

▲ 图 1-7　直肠阴道筋膜位于阴道和直肠之间，近端连接于主骶韧带复合体和肛提肌板，侧方连接至直肠阴道筋膜的弓形肌腱，远端连接于会阴体

　　会阴膜为三角形结构（图 1-8），三角形的每一个边均连接于会阴体（图 1-9）。会阴膜的外侧缘分别与耻骨降支、坐骨海绵体肌和肛提肌相连[6, 8]。

　　会阴膜具有保持会阴体稳定，维持远端尿道动态功能的作用。

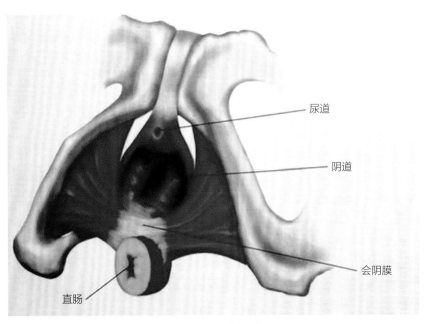

尿道

阴道

会阴膜

直肠

▲ 图 1-8　会阴膜

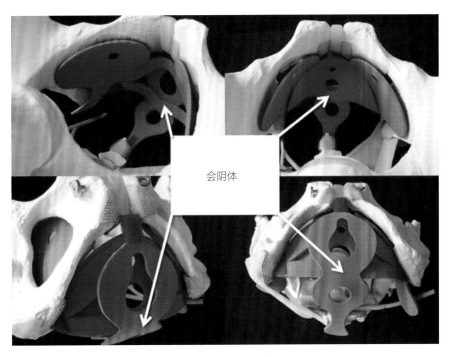

会阴体

▲ 图 1-9　会阴体

　　会阴体是一个圆锥形结构，底部朝向会阴。在会阴体位置插入肛门外括约肌、球海绵体肌，其横穿会阴浅层和深部，顶端与直肠阴道筋膜相连续。这就意味着，会阴体通过会阴膜和会阴横肌与耻骨降支和坐骨结节相连接，通过肛门外括约肌和肛尾韧带连接于尾骨，通过直肠阴道筋膜连接于盆膈。

三、尿道支撑结构

尿道支撑结构包括耻骨尿道韧带，尿道骨盆韧带和阴道壁（图 1-10 和图 1-11）。

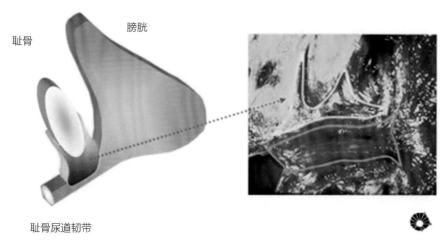

▲ 图 1-10　耻骨尿道韧带分为耻骨前和耻骨后两部分

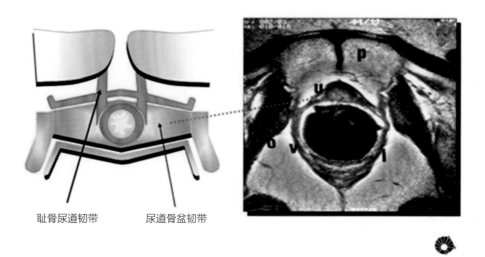

▲ 图 1-11　耻骨尿道韧带是唯一固定尿道于侧方的结构

（一）各水平支撑

支撑子宫和阴道的组织结构分为三个水平（图 1-12）[5]。

- Ⅰ水平：顶端支持，子宫主韧带 – 骶韧带纤维复合体支撑子宫及阴道上 1/3。
- Ⅱ水平：水平支持，阴道侧方的支撑，包括耻骨宫颈筋膜及其延续向侧方的盆筋膜腱弓和直肠阴道筋膜及其延续向侧方直肠阴道筋膜腱弓。

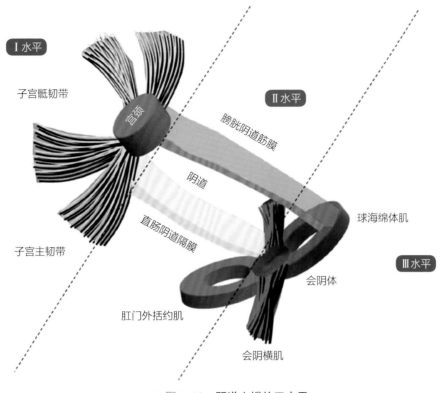

▲ 图 1-12　阴道支撑的三水平

- Ⅲ水平：远端支持，由耻骨阴道肌和会阴体组成。

各水平支撑结构与临床症状的关系

Ⅰ水平损伤，即主骶韧带的撕裂，可导致子宫脱垂或阴道穹窿脱垂。

Ⅱ水平损伤则可导致膀胱膨出或直肠膨出。

Ⅲ水平损伤则在前壁导致尿道过度活动，在后壁导致会阴体撕裂伤。

（二）尿控和排尿机制

尿控机制主要涉及 2 个肌群[8]：①前部肌群，包括耻骨阴道肌、坐骨海绵体肌和耻骨尾骨肌；②后部肌群，髂骨尾骨肌、坐骨尾骨肌（提肌板）和肛门纵肌。

实现控尿需要 2 个肌群同时收缩，向后牵拉尿道近端，使尿道中段形成角度，从而抵抗腹压升高（图 1-13）。排尿过程中，前部肌群放松，后部肌群收缩，开放膀胱颈漏斗部和尿道，实现正常排尿（图 1-14）。

（三）排便和控便机制

控便机制与尿控机制类似，通过两个作用相反的肌群作用实现[9]：①后部肌群，髂

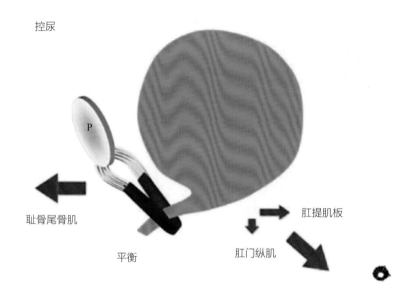

◀ 图 1-13　前后肌群力量平衡

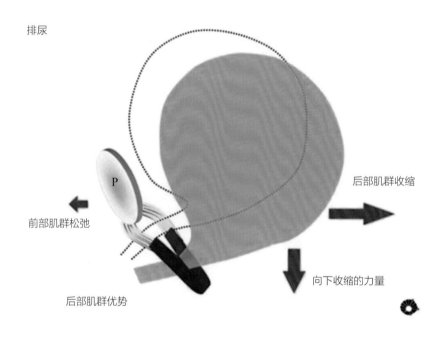

◀ 图 1-14　排尿期间，后部肌群用力打开膀胱颈和尿道

骨尾骨肌和坐骨尾骨肌收缩，向后牵拉直肠阴道筋膜和直肠后壁；②前部肌群，耻骨尾骨肌收缩向前牵拉直肠，在肛门直肠交界处形成肛门直肠角。

　　排便时，直肠阴道隔和直肠后壁的提肌板张力降低，同时耻骨直肠肌松弛，协同作用使肛管伸直。最后肛门内括约肌和肛门外括约肌放松使肛门纵肌松弛，肛管开放。

　　控便时，提肌板收缩产生向后下的力量，耻骨直肠肌收缩，使肛管直肠部形成角度，同时肛门外括约肌收缩使会阴体向肛尾韧带移动，加强直肠肛门成角角度（图 1-15）。

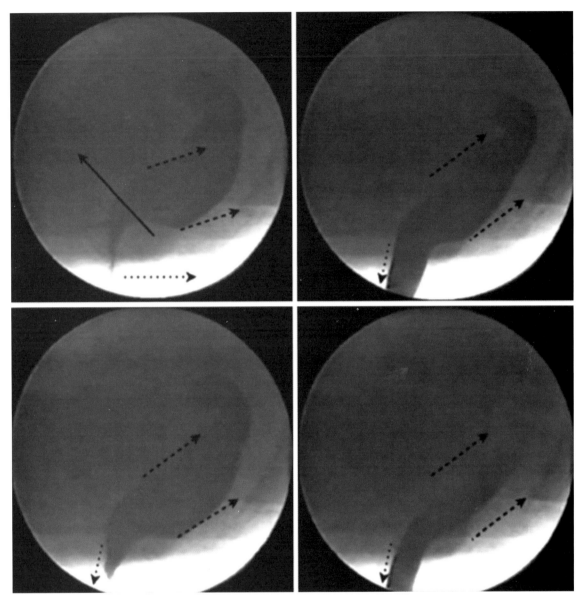

▲ 图 1-15　控便和排便

（四）整体理论与临床症状

按照整体理论[7]，尿道和阴道的韧带和筋膜损伤可能导致压力性尿失禁和急迫性尿失禁。然后继发骨盆疼痛、排尿和排便症状加重。上述症状的系统化展示见图 1-16。

需要强调的是，整体理论里不同腔室与 Delancey 提出的水平支持理论并不相同[5]。按照 Delancey 的阴道水平支持理论，前盆腔包括耻骨尿道韧带和骨盆尿道韧带，均为Ⅲ水平支持结构[5]。中盆腔由耻骨宫颈筋膜及其相连接的支持结构组成（Ⅱ水平）。后盆腔则包括骶主韧带复合体、直肠阴道筋膜和会阴体，分别为Ⅰ、Ⅱ和Ⅲ水平支持结构。

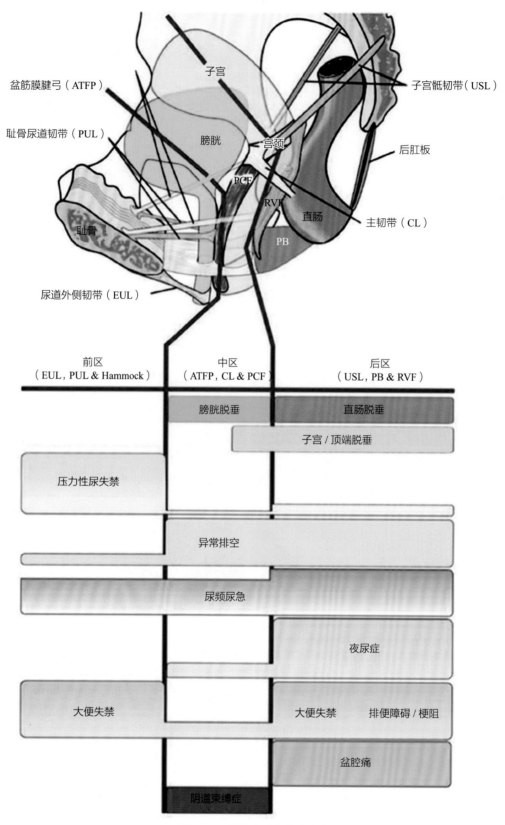

▲ 图 1-16　整体理论与临床症状
PCF. 耻骨宫颈筋膜；RVF. 直肠阴道筋膜；PB. 会阴体

1. 前盆腔临床症状

前盆腔缺陷可导致压力性尿失禁、尿急和肛门失禁。尿失禁症状很容易理解，尿道支撑结构的损伤损害了膀胱颈尿道接合部。尿急症状来源于尿道传入神经的刺激，由于膀胱颈尿道接合部功能受损，导致膀胱容量较少乃至最大膀胱容量时的膀胱充盈期，尿道近端均可留存尿液。

理解前盆腔缺陷导致肛门失禁症状可能存在一定困难，但是请记得尿道支持韧带与耻骨直肠肌的耻骨附着点之间存在交叉和相互支持作用，尿道支持韧带与耻骨直肠肌在耻骨附着点形成良好的反向牵引力量。因此，尿道韧带病变可能损害耻骨直肠肌的张力，降低肛门直肠角度，可能导致肛门失禁。

2. 中盆腔临床症状

中盆腔支持结构包括耻骨宫颈筋膜及其连接盆筋膜腱弓和宫颈环的部分。上述结构的损伤可导致尿急、排尿障碍、夜尿症和骨盆疼痛。

尿急和尿频症状是由于膀胱传入神经过度刺激所导致的。排尿反射的抑制与盆底横纹肌组织的同步和协调收缩密切相关，同时通过抑制膀胱三角区的牵张受体、收缩提肌板、牵拉尿道韧带闭合尿道中段和近端尿道实现尿控（图 1-17）。

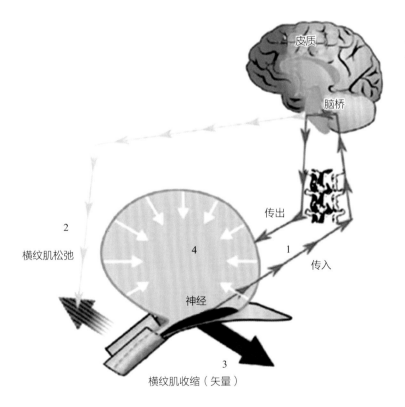

◀ **图 1-17　排尿反射**
请注意盆底和神经系统之间的通路

当支持结构的筋膜撕裂时，由于尿液静水压持续作用于膀胱三角区受体上，压力传导不充分，导致宫颈环周围组织受损。即便膀胱容量很小，大脑也会被膀胱充盈的信号系统误导。提肌板向膀胱三角区传递压力减弱可导致低尿流、排尿淋漓、排尿迟缓、排空障碍等排尿症状。如前所述，排尿期需要通过后部肌群收缩来开放尿道（图 1-18）。

3. 后盆腔临床症状

后盆腔支持结构包括子宫主骶韧带复合体、直肠阴道筋膜和会阴体（图 1-19），因此该腔室支持结构的损伤与所有骨盆支持组织损伤所致的临床症状均相关。

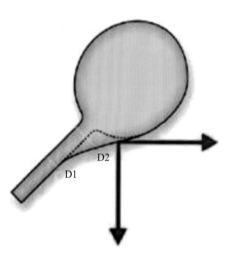

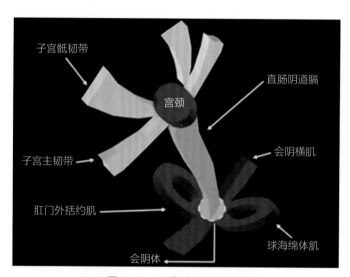

▲ 图 1-18 膀胱颈和尿道的开放由向后和向下的力量共同作用实现

▲ 图 1-19 后盆腔支持结构组成

(1) 尿急：可能是由于子宫主骶韧带复合体损伤所致，导致提肌板收缩力传导至宫颈周围环和直肠阴道筋膜（图 1-20）。

(2) 夜尿症：与不全排空和尿潴留有关。

(3) 骨盆疼痛：沿子宫主骶韧带复合体分布的神经纤维在重力作用下扩张 / 牵拉，产生骨盆疼痛。

结论： 盆底功能障碍和临床症状可能具有相同的病因病理学基础。骨盆底肌肉和盆内筋膜之间存在临床相关性，因此临床症状通常是彼此相关的。为了更好地诊疗盆底功能障碍疾病，有必要充分了解上述结构与症状之间的相关性。

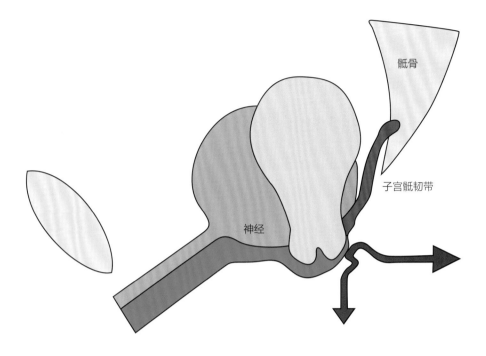

▲ 图 1-20　子宫骶韧带的损伤可损害膀胱颈、尿道口和膀胱基底的支持结构（尿急）

参 考 文 献

[1] DeLancey JO. Structural aspects of the extrinsic continence mechanism. Obstet Gynecol. 1988;72(3 Pt 1):296–301.

[2] Kearney R, Sawhney R, DeLancey JO. Levator ani muscle anatomy evaluated by origin—insertion pairs. Obstet Gynecol. 2004;104(1):168–73.

[3] DeLancey JO. Surgical anatomy fo the female pelvic floor. In: TeLinde's operative gynecology. 9th ed. Baltimore: Lippincot Williams & Wilkins; 2003.

[4] Barber M. Contemporary views on female pelvic anatomy. Cleveland Clin J Med. 2005;72(Suppl. 4):S3–11.

[5] DeLancey JO. Anatomic aspects of vaginal eversion after hysterectomy. Am J Obstet Gynecol. 1992;166:1717–28.

[6] DeLancey JO. Structural anatomy of the posterior pelvic compartment as it relates torectocele. Am J Obstet Gynecol. 1999;180(4):815–23.

[7] Stein TA, DeLancey JO. Structure of the perineal membrane in females: gross and microscopic anatomy.

Obstet Gynecol. 2008;111(3):686–93. 8.

[8] Petros PE, Ulmsten UI. An integral theory and its method for the diagnosis and management of female urinary incontinence. Scand J Urol Nephrol Suppl. 1993;153:1–93.

[9] Petros PE, Swash M. The musculo–elastic theory of anorectal function and dysfunction. Pelviperineology. 2008;27:89–93. Disponível em: www.pelviperineology.org.

[10] Petros PE, Ulmsten U. An integral theory of female urinary incontinence. Acta Obstet Gynecol Scand. 1990;69(Suppl 153):1–79.

[11] Petros PE, Ulmsten UI. Bladder instability in women: a premature activation of the micturition reflex. Neurourol Urod. 1993;12:235–9.

[12] Palma P, Riccetto C, Fraga R, Portugal S, Dambros M, Rincón ME, Silveira A, Netto NR Jr. Anatomia tridimensional y cirugia virtual para procedimientos transobturatrizes. Actas Urol Esp. 2007;31(4):361–5.

第 2 章　盆腔器官脱垂的病理生理学和流行病学

Pelvic Organ Prolapse: Pathophysiology and Epidemiology

Andrea Braga　Giorgio Caccia　著

苗娅莉　译

　　骨盆底是骨盆腔的底部，由腹膜、盆腔器官、盆内筋膜、肛提肌、会阴膜和生殖器浅层肌肉数个结构共同组成，上述结构的支撑均来自与骨盆及其附着肌肉的连接。此外，盆腔内脏通过其与子宫主韧带，子宫骶韧带等组织结构的连接，在盆底形成中扮演了重要的角色[1]。由此，盆底不应该被简单的分割，而是作为一个具有强大协同作用的复合体，以确保实现各种功能。肌肉、结缔组织和神经结构的完整性和相互作用对保障正常盆底器官支持功能至关重要。如果某一因素缺失，那么其他的结构可能在一定程度上进行代偿，直至失代偿导致盆腔器官脱垂[2]。国际泌尿妇科协会（International Urogynecological Association，IUGA）和国际尿控协会（International Urogynecological Association，ICS）在联合报告中将盆腔器官脱垂定义为阴道前壁、阴道后壁、子宫（宫颈）或阴道穹窿（子宫切除术后的阴道断端）中的任何一个或多个结构位置下降。盆腔器官脱垂可能伴发各种临床症状，盆腔器官脱垂达处女膜缘或超过处女膜缘则临床症状更为常见。脱垂的临床症状常见阴道膨出、下腹坠胀、出血、阴道分泌物增多、感染、会阴脱出物和腰痛。当重力作用持续时（如长时间站立或运动后），脱垂症状加重；而重力作用消失时（如仰卧位），症状可好转。

　　盆腔器官脱垂诊治历史中，曾经有多种分类系统对盆腔器官脱垂的严重程度进行分级。但这些分类系统并未在临床医生之间达成共识并推广为标准分级和诊断标准[2]。1996 年开始普及并广泛应用的盆腔器官脱垂量化分期系统（pelvic organ prolapse quantification，POP-Q）目前已经成为标准分类系统[3]。POP-Q 分期法通过测量 Valsava 动作时某脱垂组织或器官相对于处女膜的下降位置来定义脱垂程度（图 2-1）。

在观察者之间和观察者内部已经证实 POP-Q 分期法的可靠性[4]，且 POP-Q 分期法目前已经是医学文献中最常用的分类系统[5, 6]。然而，如果该系统没有良好的可操作性、可重复性和稳定性，其也很难在临床上广泛应用。IUGA 介绍了一种简化的 POP-Q 分期系统，以便于临床查体和确保常规临床实践中的使用[7]。尽管这些分类系统提供给了良好的盆腔器官脱垂过程中阴道的位置图，但是并未考虑患者的临床症状及由此带来的困扰。由于大多数盆腔器官脱垂的相关临床症状缺乏特异性和敏感性，并且处女膜环以上水平的盆腔器官脱垂通常没有临床症状，因此基于患者自身报告的临床症状来诊断盆腔器官脱垂是非常困难的。脱垂比较特异的症状是阴道膨胀感，这一症状与脱垂达处女膜环或突出处女膜环外密切相关[8]。处女膜似乎是临床症状发展严重程度的"分界点"。实际上，最新的一项研究证明，感觉某种东西从阴道中脱出对 POP 诊断的敏感性为 84%，特异性为 94%。

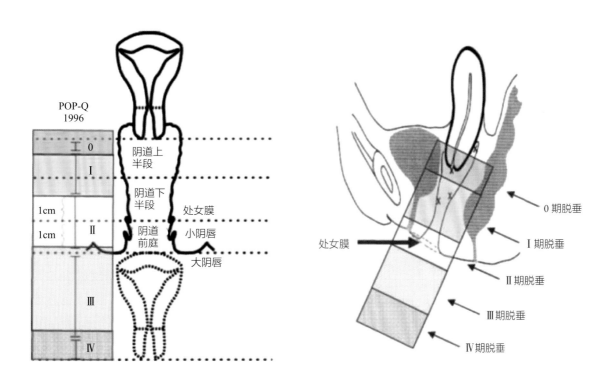

▲ 图 2-1　脱垂分期：0、Ⅰ、Ⅱ、Ⅲ、Ⅳ期
引自 IUGA/ICS Joint Report on the Terminology for Female Pelvic Floor Dysfunction，2010[3]

一、POP 的患病率和发病率

在美国，每年因为 POP 实施 300 000 例外科手术（每 10 000 名女性有 22.7 例），其中 13%～25% 需再次手术，估计给医疗系统带来 10 亿美元的负担。显然，盆腔器官脱垂的治疗不仅仅对女性健康和生活质量至关重要，对女性健康服务计划和管理也具有重大影响[9]。

事实上，很难估计盆腔器官脱垂的实际患病率。原因在于，首先用于诊断的分类系统不同，数项研究报告有无临床症状影响 POP 患病率的统计。其次，部分患者并未就医，也可导致 POP 患病率统计误差。POP 是一种存在漏报的疾病，多达 50% 的经产妇存在 POP，但只有 10%～20% 的患者进行病情评估[10]。POP 的整体患病率显著依赖诊断标准，根据不同的诊断标准和分类系统，其患病率范围为 3%～50%（表 2-1）。

基于临床诊断统计 POP 患病率为 3%～6%，根据体格检查统计 POP 患病率为41%～50%，在体格检查中轻度脱垂非常常见，且通常无临床症状[11]。区分有临床症状和无临床症状与 POP 的治疗密切相关。但是，关于症状性 POP 发病率的高质量数据非常少。Nygaard 等[12] 在一项横断面研究中，针对 1961 年 20—80 岁女性进行调查研究，其将盆底困扰量表（pelvic floor distress inventory, PFDI）[13] 中的问题你是否有过感觉阴道膨胀或看到有东西从阴道掉出来？回答阳性，且体格检查存在阴道脱出物作为诊断症状性 POP 的标准，报告有症状的 POP 患病率为 2.9%。但是，调查问卷仅能识别晚期/重度 POP，因此仅通过调查问卷进行 POP 评估不能真实反映 POP 的实际患病率，其无法识别出体格检查诊断的 POP。无症状 POP 的患病率可能更高。在一项注册研究女性激素替代治疗的临床实验中，对 16 616 名女性的横断面研究中发现，通过未经验证的体格检查评估，有子宫的女性中 POP 患病率 41%（其中膀胱脱垂 34.3%，子宫脱垂 14.2%，直肠脱垂 18.6%），没有子宫的女性中 POP 发病率 38%（其中膀胱脱垂32.9%，直肠脱垂 18.3%）[14]。Swift 等对 497 名年龄在 18—82 岁的女性进行了一项观察性研究，这些患者在妇科门诊常规进行妇科检查，采用 POP-Q 分期系统进行评估，结果显示，6.4% 的患者无脱垂，43.3% 的患者Ⅰ期脱垂，47.7% 的患者Ⅱ期脱垂，2.6%的患者Ⅲ期脱垂，无Ⅳ期脱垂[15]。这些数据表明，大多数女性存在某种程度的 POP。然而，缺少体格检查 POP 脱垂程度与临床症状的相关性研究。由于上述原因，为了明

表 2-1　盆腔器官脱垂发病率

研　究	定　义	发病率	发生率	国　家
Rortveit[22]	以症状为基础	5.7%		美国
Nygaard[12]	以症状为基础	2.9%		美国
Hendrix[14]	WHI 研究，体格检查	任何脱垂：41.1% 膀胱脱垂：34.3% 直肠脱垂：18.6% 子宫脱垂：14.2%		美国
Swift[15]	体格检查	6.4% 无脱垂 43.3% I 期脱垂 47.7% II 期脱垂 2.6% III 期脱垂		美国
Handa[23]	WHI 研究，体格检查	膀胱脱垂：24.6% 直肠脱垂：12.9% 子宫脱垂：3.8%	膀胱脱垂：0.3/100 直肠脱垂：5.7/100 子宫脱垂：1.5/100	美国
Nygaard[24]	体格检查	2.3% 无脱垂 33% I 期脱垂 63% II 期脱垂 1.9% III 期脱垂		美国
Bradley[18]	体格检查	23.5%～49.9%	26%/1 年 40%/3 年	美国
Marchionni[25]	体格检查	阴道穹窿脱垂：12%		意大利
Aigmueller[26]	体格检查	阴道穹窿脱垂：6%～8%		澳大利亚

引自 Maher 等[11]

确真实的 POP 患病率，并追踪普通人群未来 POP 的发展和转归，需要进行包括绝经前和绝经后女性的大规模观察性研究[16]。

关于 POP 的发病率和自然发展史，我们了解甚少。在体格检查的时候发现，前盆腔脱垂最常见，其检出率是后盆腔脱垂的 2 倍，是顶端脱垂的 3 倍。子宫切除术后，6%～12% 的女性可发生阴道穹窿脱垂，其中 2/3 患者为多腔室脱垂[11]。文献报道，膀胱膨出的发病率为每 100 位女性每年 9 例，直肠膨出的发病率是每 100 位女性每年 6 例，子宫脱垂的发病率是每 100 位女性每年 1.5 例[17]。Bradley 等报道，整体 POP 1 年发病率为 26%，3 年发病率为 40%，相应的好转率分别为 21% 和 19%[18]。老年经产妇更容易发生新的 POP 和 POP 持续进展，而不是 POP 好转。POP 症状的发病年龄高峰在70—79 岁，然而 POP 症状在年轻女性中仍然相对常见（图 2-2）[19]。据报道每年 POP

手术率为每 1000 名女性 1.5～1.8 例，其中 60—69 岁手术率最高。令人惊讶的是，也有大量年轻女性接受手术治疗，这一结果反映了与 Luber 等报道一致的现象，即年轻女性的脱垂症状与老年女性是类似的[19, 20]。

鉴于年龄增长是导致 POP 的主要风险因素，因此越来越多的女性到 POP 专业健康服务者处就诊。实际上，Wu 等[21] 根据美国人口增长统计数据预测，到 2050 年有症状的 POP 女性至少增加 46%，从 3 300 000 人增至 4 900 000 人，最高可增加 200%，达到 9 200 000 人。

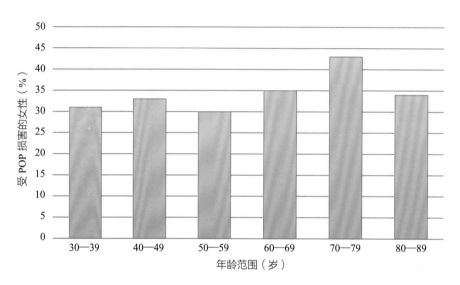

▲ 图 2-2　美国 2000 年 POP 在不同年龄组女性就诊率分布
引自 Barber 等[11]

二、POP 的病理生理学

POP 的病因是多方面的，可归因于环境和遗传风险因素两方面。

三、分娩

人们普遍认为，分娩是导致 POP 的重要危险因素，可能的原因是由于明确或隐匿性盆底组织创伤所致。分娩风险存在于分娩过程中，继发于盆底组织被动拉伸、撕脱和压迫，引起肛提肌（levatorani musculature，LAM）组织结构和神经支配损伤，而肛提肌损伤与 POP 发病相关。有研究报道，超声检查发现肛提肌损伤发生率 15%～39.5%[27]，MRI 检查提示肛提肌损伤发生率 17.7%～19.1%[28]。Dietz 等[29] 研究显示，约 1/3 阴道分娩女性存在肛提肌自骨盆侧壁附着点撕脱，同时初产年龄较大是这种损伤的危险因素。这些女性发生 II 期及以上 POP 的风险是无肛提肌损伤女性的 2 倍，尤其膀胱脱垂和子宫脱垂风险增高[30]。在牛津市计划生育协会（Oxford Family Planning Association，OFPA）的一项前瞻性研究[31] 中发现，分娩是 59 岁以下女性发生 POP 的唯一最强风险因素，且随着分娩次数的增加风险持续增加。实际上，生育 1 个孩子的女性发生需要住院治疗的 POP 的风险是未生育女性的 4 倍，生育 2 次的风险则高达 8.4 倍。研究证实在经产妇中，75% 的 POP 可归因于妊娠和分娩[32]。剖宫产似乎可以预防 POP。Leijonhufvud 等[33] 研究结果显示，与剖宫产分娩女性相比，阴道分娩女性在未来生活中因 POP 手术的风险显著增高（HR 9.2，95%CI 7.0～12.1）。Gyhagen 等[34] 的研究同样证明，与剖宫产相比，阴道分娩后 20 年 POP 风险增加 255%。

四、妊娠

在妊娠期间，阴道壁发生生理变化，激素水平升高继发胶原蛋白改变，包括阴道扩张力升高、阴道壁刚度减低及最大应力降低[35]。O'Boyle[36] 等通过对 135 例未产孕妇的系列研究评估了妊娠对 POP 发展的影响。该研究分别在早孕期、中孕期和晚孕期进行 POP-Q 测量和 POP-Q 分期，结果显示在晚孕期 POP-Q 分期整体显著高于早孕期。这些研究发现可能代表了妊娠期盆底的正常生理变化，但也可能是分娩前客观的盆底显著改变。该作者在病例对照研究中将 21 名未育未孕妇女与 21 名未育孕妇进行比较发现，未孕组所有患者的 POP-Q 分期均为 0 期或 I 期，而 47.6% 的孕妇 POP-Q 分期为 II 期（$P < 0.001$）。妊娠晚期整体 POP-Q 分期显著高于妊娠早期（$P=0.001$）[37]。另外，Sze 等的研究报告显示，94 例孕妇在妊娠 36 周产检检查时，发现 46% 的孕妇存在 POP，其中 26% 的孕妇为 II 期 POP[38]。

五、产科因素

除了妊娠和分娩外，其他的产科因素也会影响 POP 的风险。使用产钳阴道助产导致肛提肌创伤概率增加 2 倍[39]，增加肛提肌损伤和脱垂风险。Handa 等[40] 研究发现，手术助产显著增加盆底功能障碍疾病的发病风险，特别是 POP（OR 7.5，95%CI 2.7~20.9）。相反，Uma 等[41] 发现盆腔器官脱垂与产钳助产没有显著相关性（OR 0.9，95%CI 0.7~1.2）。尽管研究结果不一致，但新生儿出生体重（> 4500g），巨大儿阴道分娩，分娩第二产程延长以及初产年龄 < 25 岁均与 POP 发病相关[42, 43]。

六、肥胖

与正常体重相比，BMI > 25 女性 POP 风险升高 2 倍。一些研究显示，腰围增加与 POP 发病增加相关，尤其直肠膨出[23, 24]。Handa 等[23] 证明了腰围增加与膀胱脱垂发病增加相关。虽然体重增加是 POP 的危险因素，但体重减轻似乎与 POP 发病降低没有显著性关系，这一点表明与体重增加相关的盆底损害可能是不可逆的[45]。并且，肥胖女性在手术后体重减轻后，阴道前壁的支撑和盆底症状得到了改善[46]。

七、年龄

有大量证据证明，POP 患病率随着年龄的增长而增加。Swift 等[44] 在一项横断面研究中对 1004 名接受年度妇科检查的女性（18—83 岁）进行调查，发现每增加 10 岁 POP 的患病率增加 40%。据报道 POP 手术的年发病率为每 1000 名女性每年 1.5~1.8 例，且该发病率在 60—69 岁女性中达到峰值[47, 48]。Shah 等[48] 也证明了 70 岁女性发病率最高（图 2-3）。在上述 NHANES 研究中，有症状脱垂的女性比例在年轻女性中最低，在 40 岁以下年龄组保持稳定：20—39 岁（1.6%）、40—59 岁（3.8%）、60—79

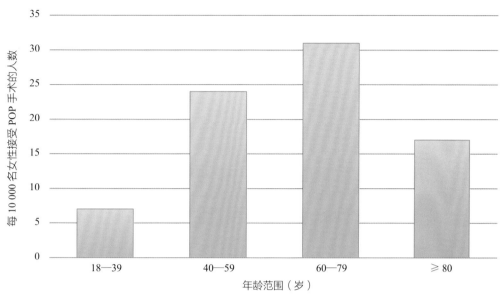

▲ 图 2-3 **每 10 000 名女性接受 POP 手术的比例**
引自 Barber 等[11]

岁（3.0%）和≥ 80 岁（4.1%）[12]。在另一项研究中显示，年龄在 60—69 岁（OR 1.2，95%CI 1.0～1.3）和 70—79 岁（OR 1.4，95%CI 1.2～1.6）的美国妇女 POP 风险高于年龄 50—59 岁的妇女[14]。

八、遗传与基因因素

最近，已有大量家族遗传性盆腔器官脱垂的证据。一些非对照研究对有 POP 家族史者的脱垂发病率的调查结果不尽相同。一级脱垂家族史似乎增加了 POP 的风险[49]，实际上他们的研究数据表明，相比没有 POP 家族史的女性，母亲或姐妹罹患 POP 的女性患 POP 的风险明显增高（OR 3.2，95%CI 1.1～7.6；OR 2.4，95%CI 1.0～5.6）。Jack 等[50]在家族遗传性生殖道脱垂研究中，发现 10 例患者具有明显的家族遗传性。她们患Ⅲ期和Ⅳ期的 POP，年龄＜ 55 岁（平均年龄 37 岁），平均分娩次数 1.8，平均新生儿出生体重 3.6kg。对这些家族遗传模式的遗传分析显示，在这些家族中，POP 以显性方式分布，为不完全显性遗传方式。作者认为，同胞兄弟姐妹中年轻女性 POP 的相对风险是普通人群的 5 倍。在瑞典双胞胎登记处的资料显示，在 3376 个单卵双胎和 5067 双卵双胎雌性双胞胎中，单卵双胎之间存在更大的双胎相似性，这表明遗传因素对 POP

病因的影响。遗传和非共享环境因素似乎对女性 POP 的发展具有同等的贡献，每种因素约占 40%[51]。Buchsbaum 等发现未产妇和经产妇姐妹 POP 发病具有高度一致性，证明 POP 具有家族聚集性发病倾向[52]。此外，文献记载了 POP 发生率高的家庭中存在遗传变异[52-56]。

九、种族和民族

种族似乎是 POP 发病相关的另外一个因素。西班牙裔和欧洲女性似乎比非洲、亚洲和其他血统的女性罹患 POP 的风险更高[14, 22, 44, 57, 58]。一些研究表明，与美国其他种族和族裔群体相比，非洲裔美国女性症状性 POP 患病率较低[14, 58]。一项针对 2270 名女性的前瞻性队列研究表明，拉丁裔和白人女性罹患 POP 的风险比非洲裔美国女性高 4～5 倍[58]。但也有一些研究认为 POP 与种族和民族没有任何关系[59]。Zacharin[60] 在尸体研究中发现，与白人女性相比，中国女性的耻骨尿道韧带、盆内筋膜与闭孔筋膜的附着力更强、更厚。最近，Dietz[61] 使用盆底超声检查证实了上述结果。导致上述种族差异的原因尚不清楚；但是有证据表明，非洲裔美国妇女的骨盆出口比欧洲血统的妇女小[12]。

十、结缔组织疾病

事实证明，罹患 POP 的年轻女性更容易患结缔组织病或神经组织疾病及先天性异常[62]。例如，患有 Marfan 综合征或 Ehlers-Danlos 综合征妇女的 POP 患病率很高。固有关节高活动性是另一种公认的结缔组织疾病，与盆腔器官脱垂发病相关[63, 64]。这一发现支持了结缔组织疾病是 POP 发病病因学的假说，后者认为结缔组织疾病是 POP 发病机制的一个因素[65, 66]。

十一、便秘

慢性便秘是 POP 的危险因素，可能与反复腹压增高相关[68]。相比无脱垂或Ⅰ期 POP 妇女，Ⅱ期及以上 POP 妇女患便秘的比例更高（OR 3.9，95%CI 1.4～11.9）[69]。然而，更大数据的研究对这一相关性提出了质疑[67, 70]。有关从事重体力劳动女性 POP 风险是否增加的研究结果则并不一致[71]。

十二、既往手术史

尽管子宫切除术可能会增加随后 POP 发生的风险，但是脱垂症状通常会在子宫切除术多年以后出现[66]。根据 Mant 等在牛津计划生育研究的结果，子宫切除术后需要进行 POP 手术的发生率为每 1000 人每年 3.6 次，累积风险从子宫切除术后 3 年的 1% 上升至子宫切除术后 15 年的 5%。与其他原因相比，因生殖器官脱垂而接受子宫切除术的女性，子宫切除术后 POP 的风险高 5.5 倍（95%CI 3.1～9.7）。

与许多其他研究结果相反，在《妇女健康倡议》研究中，保留子宫的女性 POP 患病率比接受子宫切除术的妇女高，这一结果显示接受子宫切除术的女性在手术时可能已经修复了先前存在盆腔器官脱垂[14, 66]。

参 考 文 献

[1] Wei JT, DeLancey JOL. Functional anatomy of the pelvic floor and lower urinary tract. Clin Obstet Gynecol. 2004;47(1):3–17.

[2] DeLancey JOL. Anatomy and biomechanics of genital prolapse. Clin Obstet Gynecol. 1993;36(4):897–909.

[3] Haylen BT, de Ridder D, Freeman RM, Swift SE, Berghmans B, Lee J, Monga A, Petri E, Rizk DE, Sand PK, Schaer GN. An International Urogynecological Association (IUGA)/ International Continence Society (ICS) Joint Report on the Terminology for Female Pelvic Floor Dysfunction. Neurourol Urodyn. 2010;29:4–20.

[4] Hall AF, Theofrastous JP, Cundiff GW, et al. Interobserver and intraobserver reliability of the proposed International Continence Society, Society of Gynecologic Surgeons, and American Urogynecologic Society pelvic organ prolapse classification system. Am J Obstet Gynecol. 1996;175:1467.

[5] Treszezamsky AD, Rascoff L, Shahryarinejad A, Vardy MD. Use of pelvic organ prolapse staging systems in published articles of selected specialized journals. Int Urogynecol J. 2010;21:359.

[6] Vierhout ME, Stoutjesdijk J, Spruijt JA. comparison of preoperative and intraoperative evaluation of patients undergoing pelvic reconstructive surgery for pelvic organ prolapse using the Pelvic Organ Prolapse Quantification System. Int Urogynecol J Pelvic Floor Dysfunct. 2006;17:46.

[7] Swift S, Morris S, McKinnie V, Freeman R, Petri E, Scotti RJ, Dwyer P. Validation of a simplified technique for using the POPQ pelvic organ prolapse classification system. Int Urogynecol J Pelvic Floor Dysfunct. 2006;17(6):615–20.

[8] Milsom I, Altman D, Cartwright R, Lapitan MC, Nelson

R, Sillén U, Tikkinen K. Epidemiology of Urinary Incontinence (UI) and other Lower Urinary Tract Symptoms (LUTS), Pelvic Organ Prolapse (POP) and Anal Incontinence (AI)—5th ICI. Paris: Health Publication Ltd; 2013.

[9] Serati M, Braga A, Bogani G, Roberti Maggiore UL, Sorice P, Ghezzi F, Salvatore S. Iliococcygeus fixation for the treatment of apical vaginal prolapse: efficacy and safety at 5 years of follow-up. Int Urogynecol J. 2015;26(7):1007–12.

[10] Maher C, Baessler K, Barber M et al. Surgical management of pelvic organ prolapse. In: Abrams C, Khoury W, editors. 5th ICI. Paris: Health Publication Ltd.

[11] Barber MD, Maher C. Epidemiology and outcome assessment of pelvic organ prolapse. Int Urogynecol J. 2013;24:1783.

[12] Nygaard I, Barber MD, Burgio KL, et al. Prevalence of symptomatic pelvic floor disorders in US women. JAMA. 2008;300:1311.

[13] Barber MD, Walters MF, Bump RC. Short forms of two condition-specific quality-of-life questionnaires for women with pelvic floor disorders (PFDI–20 and PFIQ–7). Am J Obstet Gynecol. 2005;193:103–13.

[14] Hendrix SL, Clark A, Nygaard I, et al. Pelvic organ prolapse in the Women's Health Initiative: gravity and gravidity. Am J Obstet Gynecol. 2002;186:1160.

[15] Swift SE. The distribution of pelvic organ support in a population of female subjects seen for routine gynecologic health care. Am J Obstet Gynecol. 2000;183:277.

[16] Chow D, Rodrìguez LV. Epidemiology and prevalence of pelvic organ prolapse. Curr Opin Urol. 2013;23:293–8.

[17] Neuman M, Lavy Y. Conservation of the prolapsed uterus is a valid option: medium term results of a prospective comparative study with the posterior intravaginal slingoplasty operation. Int Urogynecol J Pelvic Floor Dysfunct. 2007;18(8):889–93.

[18] Bradley CS, Zimmerman MB, Qi Y, et al. Natural history of pelvic organ prolapse in postmenopausal women. Obstet Gynecol. 2007;109:848.

[19] Luber KM, Boero S, Choe JY. The demographics of pelvic floor disorders: current observations and future projections. Am J Obstet Gynecol. 2001;184(7):1496–501. discussion 1501–1503.

[20] Shah AD, Kohli N, Rajan SS, Hoyte L. The age distribution, rates, and types of surgery for pelvic organ prolapse in the USA. Int Urogynecol J Pelvic Floor Dysfunct. 2008;19(3):421–8.

[21] Wu JM, Hundley AF, Fulton RG, Myers ER. Forecasting the prevalence of pelvic floor disorders in US women: 2010 to 2050. Obstet Gynecol. 2009;114(6):1278–83.

[22] Rortveit G, Brown JS, Thom DH, Van Den Eeden SK, Creasman JM, Subak LL. Symptomatic pelvic organ prolapse: prevalence and risk factors in a population-based, racially diverse cohort. Obstet Gynecol. 2007;109(6):1396–403.

[23] Handa VL, Garrett E, Hendrix S, Gold E, Robbins J. Progression and remission of pelvic organ prolapse: a longitudinal study of menopausal women. Am J Obstet Gynecol. 2004;190(1):27–32.

[24] Nygaard I, Bradley C, Brandt D, Initiative W's H. Pelvic organ prolapse in older women: prevalence and risk factors. Obstet Gynecol. 2004;104(3):489–97.

[25] Marchionni M, Bracco GL, Checcucci V, Carabaneanu A, Coccia EM, Mecacci F, Scarselli G. True incidence of vaginal vault prolapse. Thirteen years of experience. J Reprod Med. 1999;44(8):679–84.

[26] Aigmueller T, Dungl A, Hinterholzer S, Geiss I, Riss P. An estimation of the frequency of surgery for posthysterectomy vault prolapsed. Int Urogynecol J. 2010;21:299–302.

[27] Cassado Garriga J, et al. Tridimensional sonographic anatomical changes on pelvic floor muscle according to the type of delivery. Int Urogynecol J. 2011;22(8):1011–8.

[28] Heilbrun ME, et al. Correlation between levator ani muscle injuries on magnetic resonance imaging and fecal incontinence, pelvic organ prolapse, and urinary incontinence in primiparous women. Am J Obstet Gynecol. 2010;202(5):488 e1–6.

[29] Dietz HP, Lanzarone V. Levator trauma after vaginal delivery. Obstet Gynecol. 2005;106(4):707–12.

[30] Dietz HP, Simpson JM. Levator trauma is associated with pelvic organ prolapse. Br J Obstet Gynaecol. 2008;115(8):979–84.

[31] Mant J, Painter R, Vessey M. Epidemiology of genital prolapse: observations from the Oxford Family Planning Association Study. Br J Obstet Gynaecol. 1997;104:579–85.

[32] Patel DA, Xu X, Thomason AD, et al. Childbirth and pelvic floor dysfunction: an epidemiologic approach to the assessment of prevention opportunities at delivery. Am J Obstet Gynecol. 2006;195:23.

[33] Leijonhufvud A, et al. Risks of stress urinary incontinence and pelvic organ prolapse surgery in relation to mode of childbirth. Am J Obstet Gynecol. 2011;204(1):70 e1–7.

[34] Gyhagen M, Bullarbo M, Nielsen TF, Milsom I. Prevalence and risk factors for pelvic organ prolapse 20 years after childbirth: a national cohort study in singleton primiparae after vaginal or caesarean delivery. Br J Obstet Gynaecol. 2013;120(2):152–60.

[35] Rahn DD, et al. Biomechanical properties of the vaginal wall: effect of pregnancy, elastic fiber deficiency, and pelvic organ prolapse. Am J Obstet Gynecol. 2008;98(5):590 e1–6.

[36] O'Boyle AL, et al. The natural history of pelvic organ support in pregnancy. Int Urogynecol J Pelvic Floor Dysfunct. 2003;14(1):46–9. discussion 49.

[37] O'Boyle AL, Woodman PJ, O'Boyle JD, Davis GD, Swift SE. Pelvic organ support in nulliparous pregnant and nonpregnant women: a case control study. Am J Obstet Gynecol. 2002;187:99–102.

[38] Sze EH, Sherard GB 3rd, Dolezal JM. Pregnancy, labor, delivery, and pelvic organ prolapse. Obstet Gynecol. 2002;100(5 Pt 1):981–6.

[39] Chan SS, Cheung RY, Yiu AK, et al. Prevalence of levator ani muscle injury in Chinese women after first delivery. Ultrasound Obstet Gynecol. 2011;39:704–709.35.

[40] Handa VL, Blomquist JL, McDermott KC, et al. Pelvic floor disorders after vaginal birth: effect of episiotomy,

perineal laceration, and operative birth. Obstet Gynecol. 2012;119(2 Pt 1):233–9.

[41] Uma R, Libby G, Murphy DJ. Obstetric management of a woman's first delivery and the implications for pelvic floor surgery in later life. Br J Obstet Gynaecol. 2005;112:1043–6.

[42] Moalli PA, et al. Risk factors associated with pelvic floor disorders in women undergoing surgical repair. Obstet Gynecol. 2003;101(5 Pt 1):869–74.

[43] Swift SE, Tate SB, Nicholas J. Correlation of symptoms with degree of pelvic organ support in a general population of women: what is pelvic organ prolapse? Am J Obstet Gynecol. 2003;189(2):372–7; discussion 377–9.

[44] Swift S, Woodman P, O'Boyle A, et al. Pelvic Organ Support Study (POSST): the distribution, clinical definition, and epidemiologic condition of pelvic organ support defects. Am J Obstet Gynecol. 2005;192:795.

[45] Kudish BI, Iglesia CB, Sokol RJ, et al. Effect of weight change on natural history of pelvic organ prolapse. Obstet Gynecol. 2009;113:81.

[46] Daucher JA, Ellison RE, Lowder JL. Pelvic support and urinary function improve in women after surgically induced weight reduction. Female Pelvic Med Reconstr Surg. 2010;16:263.

[47] Boyles SH, Weber AM, Meyn L. Procedures for pelvic organ prolapse in the United States, 1979–1997. Am J Obstet Gynecol. 2003;188(1):108–15.

[48] Shah AD, Kohli N, Rajan SS, Hoyte L. The age distribution, rates, and types of surgery for pelvic organ prolapse in the USA. Int Urogynecol J Pelvic Floor Dysfunct. 2008;19(3):421–8.

[49] Chiaffarino F, et al. Reproductive factors, family history, occupation and risk of urogenital prolapse. Eur J Obstet Gynecol Reprod Biol. 1999;82(1):63–7.

[50] Jack GS, et al. Familial transmission of genitovaginal prolapse. Int Urogynecol J Pelvic Floor Dysfunct. 2006;17(5):498–501.

[51] Altman D, et al. Genetic influence on stress urinary incontinence and pelvic organ prolapse. Eur Urol. 2008;54(4):918–22.

[52] Buchsbaum GM, et al. Pelvic organ prolapse in nulliparous women and their parous sisters. Obstet Gynecol. 2006;108(6):1388–93.

[53] Allen–Brady K, et al. Identification of six loci associated with pelvic organ prolapse using genome–wide association analysis. Obstet Gynecol. 2011;118(6):1345–53.

[54] Nikolova G, et al. Sequence variant in the laminin gamma1 (LAMC1) gene associated with familial pelvic organ prolapse. Hum Genet. 2007;120(6):847–56.

[55] Visco AG, Yuan L. Differential gene expression in pubococcygeus muscle from patients with pelvic organ prolapse. Am J Obstet Gynecol. 2003;189(1):102–12.

[56] Connell KA, et al. HOXA11 is critical for development and maintenance of uterosacral ligaments and deficient in pelvic prolapse. J Clin Invest. 2008;118(3):1050–5.

[57] Kim S, Harvey MA, Johnston S. A review of the epidemiology and pathophysiology of pelvic floor dysfunction: do racial differences matter? J Obstet Gynaecol Can. 2005;27(3):251–9.

[58] Whitcomb EL, Rortveit G, Brown JS, et al. Racial differences in pelvic organ prolapse. Obstet Gynecol. 2009;114:1271.

[59] Sears CL, Wright J, O'Brien J, et al. The racial distribution of female pelvic floor disorders in an equal access health care system. J Urol. 2009;181:187.

[60] Zacharin RF. Abdominoperineal urethral suspension: a ten–year experience in the management of recurrent stress incontinence of urine. Obstet Gynecol. 1977;50(1):1–8.

[61] Dietz HP. Do Asian women have less pelvic organ mobility than Caucasians? Int Urogynecol J Pelvic Floor Dysfunct. 2003;14(4):250–3; discussion 253.

[62] Strohbehn K, Jakary JA, Delancey JO. Pelvic organ prolapse in young women. Obstet Gynecol. 1997;90(1):33–6.

[63] Al–Rawi ZS, Al–Rawi ZT. Joint hypermobility in women with genital prolapse. Lancet. 1982;1(8287):1439–41.

[64] Norton PA, et al. Genitourinary prolapse and joint hypermobility in women. Obstet Gynecol. 1995;85(2):225–8.

[65] Carley ME, Schaffer J. Urinary incontinence and pelvic organ prolapse in women with Marfan or Ehlers Danlos syndrome. Am J Obstet Gynecol. 2000;182(5):1021–3.

[66] Koelbl H, et al. Pathophysiology of urinary incontinence, faecal incontinence and pelvic organ prolapse. In: Abrams C, Khoury W, editors. 5th ICI. Paris: Health Publication Ltd.

[67] Weber AM, Walters MD, Ballard LA, et al. Posterior vaginal prolapse and bowel function. Am J Obstet Gynecol. 1998;179:1446.

[68] Spence–Jones C, Kamm MA, Henry MM, Hudson CN. Bowel dysfunction: a pathogenic factor in uterovaginal prolapse and urinary stress incontinence. Br J Obstet Gynaecol. 1994;101:147.

[69] Arya LA, et al. Pelvic organ prolapse, constipation, and dietary fiber intake in women: a case–control study. Am J Obstet Gynecol. 2005;192(5):1687–91.

[70] Jelovsek, J.E., et al., Functional bowel and anorectal disorders in patients with pelvic organ prolapse and incontinence. Am J Obstet Gynecol, 2005. 193(6): p. 2105–2111.4

[71] Jøgensen S, Hein HO, Gyntelberg F. Heavy lifting at work and risk of genital prolapse and herniated lumbar disc in assistant nurses. Occup Med (Lond). 1994;44:47.

第 3 章　泌尿生殖器官脱垂伴发的功能障碍

Concomitant Functional Disorders in Genito-Urinary Prolapse

Enrico Finazzi Agrò　Daniele Bianchi　著

苗娅莉　译

一、泌尿生殖器官脱垂伴发的功能障碍

泌尿生殖器官脱垂导致的功能障碍，可因体育锻炼或腹部压力增加而加重。最新的指南分别定义了不同的功能障碍，包括尿失禁，膀胱容量异常、膀胱感觉异常、排尿功能异常或延迟排尿，盆腔器官脱垂，性功能障碍，肛门直肠功能障碍，下尿路功能障碍和盆腔疼痛等。尿失禁定义为非自主性漏尿[1]，上述功能障碍的完整定义见表 3-1。

二、一般考虑

膀胱储尿期症状比排尿期症状对生活质量的影响更大更严重[2]，其中最突出的是膀胱过度活动症（overactive bladder syndrome，OAB），患病率高达 12%，导致患者生活质量下降（health-related quality of life，HRQL），影响患者情绪健康和工作效率。排尿细弱、排尿分流、夜尿症、尿急、压力性尿失禁、性交尿失禁、排空障碍等显著增加女性的焦虑情绪[3]。下尿路症状（lower urinary tract syndrome，LUTS）相关性焦虑症和抑郁症已经导致公共医疗费用的问题，因此需要我们努力实现早期诊断和适当的早期治疗。

表 3-1　女性盆底功能障碍疾病相关症状的定义[1]

尿失禁症状
- 压力性尿失禁
    - 咳嗽、打喷嚏、锻炼、体力劳动时不自主漏尿
- 急迫性尿失禁
    - 伴随尿急的不自主漏尿
- 体位性尿失禁
    - 最近引入了体位性尿失禁的概念：由于体位改变导致的漏尿
- 夜尿
    - 睡眠时漏尿
- 混合性尿失禁
    - 同时具有伴随尿急的漏尿和咳嗽、打喷嚏、锻炼、体力劳动时不自主漏尿
- 持续性尿失禁
    - 持续性不自主漏尿
- 不自知尿失禁
    - 最近定义为：患者不知晓漏尿是如何发生的
- 性交尿失禁
    - 性交过程中，阴茎插入阴道或性高潮时不自主漏尿

储尿期症状
- 尿频
    - 在清醒时间排尿次数比既往增加
- 夜尿
    - 夜间需要中断睡眠以排尿（排尿后再入睡）
- 尿急
    - 突然难以忍受的排尿欲望，很难拖延
- 膀胱过度活动症（OAB 综合征）
    - 通常包括尿急、尿频和夜尿症，伴 / 不伴尿失禁，无尿路感染或其他任何病理性疾病

上述症状应进行准确的鉴别诊断，排除神经系统疾病和膀胱癌，上述症状可见于这些疾病

膀胱感觉症状
- 膀胱感觉增强
    - 膀胱充盈期，排尿愿望比既往出现的更早或更持久，可延迟排尿（不同于尿急）
- 膀胱感觉减退
    - 膀胱充盈期，排尿愿望比既往出现的更晚
- 膀胱感觉缺失
    - 膀胱充盈期，缺失膀胱充盈感和明确的排尿愿望

排尿期症状
- 排尿迟缓
    - 排尿开始延迟或迟缓
- 排尿慢
    - 排尿速度比既往慢或比他人慢
- 间歇排尿
    - 排尿过程中一次或多次尿流中断后再开始排尿
- 协助排尿

（续表）

- 需协助排尿，比如增加腹压、做 Valsava 动作、耻骨上加压等，用来开始、维持或改善排尿速度
- 喷射（分流）尿流
  - 非单束尿流，而呈现喷射样或尿流分流
- 膀胱排空不全
  - 排尿后膀胱感觉没有排空
- 再次排尿
  - 排尿后不久需要再次排尿
- 排尿后漏尿
  - 排尿完成后不自主再次漏尿
- 体位依赖性排尿
  - 必须采取特定的姿势才能完成自主排尿或排空膀胱
- 排尿困难
  - 排尿时发生尿痛或其他不适症状，可能是下尿路固有疾病或其他疾病（例如，外阴排尿困难）
- 尿潴留
  - 反复排尿仍然无法排空膀胱

盆腔器官脱垂症状
- 阴道坠胀
  - 一种阴道胀满和"有东西掉下来"的感觉，患者可以自己触摸到或妇科检查时看到
- 腹部压迫感
  - 耻骨上方和（或）骨盆区域被压迫和拖拽的感觉
- 出血和感染
  - 脱垂导致阴道 / 宫颈溃疡引起的出血、阴道分泌物增加 / 阴道炎症 / 感染
- 还纳 / 协助排尿 / 排便
  - 需要将脱垂的器官 / 结构还纳后排尿 / 排便，或用手压迫膀胱 / 直肠帮助排尿 / 排便
- 腰骶部酸痛
  - 脱垂导致的间断性腰骶部或背部酸痛

三、膀胱过度活动症概述

　　根据是否存在尿失禁，将膀胱过度活动症（overactive bladder，OAB）分为"干性"和"湿性"两种类型。OAB 可能是一种原发性疾病或者与盆腔器官脱垂（pelvic organ prolapse，POP）相关[4]。OAB 的一线治疗方案包括生活方式和行为改变，例如，减轻体重、戒烟、尝试延长排尿间隔时间等[5]。肥胖是公认的 POP 的危险因素[6]。临床实践中可采取药物治疗 OAB，通常根据患者临床症状和一般情况[10]来选择抗毒蕈碱类药物或最新的 β_3 受体激动药[7-9]。抗毒蕈碱类药物存在降低膀胱排尿效率和增加排尿后尿潴留等不良反应，而 β_3 受体激动药 [如米拉贝隆 (Mmirabegron)] 则没有上述不良反应。

典型的抗毒蕈碱类药物还存在便秘、口干等不良反应，这类不良反应通常与 β₃ 受体激动药无关。但不建议将 β₃ 受体激动药用于血压控制不良的高血压病患者。

除药物治疗外，应该鼓励伴随尿失禁的 OAB 患者进行盆底康复治疗。盆底康复治疗应包括盆底肌锻炼，以改善盆底肌肉活动并缓解 OAB 症状[11-14]。文献报道通过胫骨后神经刺激[15-18] 或骶神经刺激[19] 的方法可成功治疗 OAB。也可以采用内镜下 / 膀胱镜下使用标准剂量 100U 的肉毒杆菌毒素 A 注射膀胱壁的方法来治疗逼尿肌过度活动，但需在 6～12 个月内重复使用以维持疗效[20]，该治疗方法已被证实对抗毒蕈碱类药物无效的患者有效。此外，也可以使用局部雌激素治疗 OAB[21]。

有研究证实，OAB 与 POP 存在相关性，合并阴道前壁脱垂的 OAB 患者与不合并阴道前壁脱垂的 OAB 患者相比，托特罗定（Tolterodine，4mg）对其的疗效下降[22]。文献报道，大约 2/3 伴随 POP 的逼尿肌过度活动患者在完成 POP 修复手术后，逼尿肌过度活动症状缓解[23]。另一些研究结果显示脱垂术后 6～35 个月内新发 OAB 为 5%～6%[24]。因此，可以将 POP 术前未伴发 OAB 症状作为术后无 OAB 症状的最佳预测指标[24]。

四、压力性尿失禁的治疗

盆腔器官脱垂可能与压力性尿失禁相关。大约 25% 的盆腔器官脱垂患者术后发生尿失禁[25]。开腹手术治疗 POP 的同时增加膀胱颈悬吊手术可降低术后新发压力性尿失禁的风险[26]。因此，一些外科医生在脱垂手术同时行尿道中段悬吊带手术以降低术后 SUI 的发生率，尽管这样的手术可能会增加不良事件的发生[25]。也可以选择其他的治疗策略，比如仅对术前咳嗽试验阳性的患者中增加尿道中段吊带手术，或者对脱垂手术后出现压力性尿失禁症状的患者二次实施尿道中段吊带手术。一些研究已经证实，术前压力试验阳性的患者同时行尿道中段吊带手术，可以降低脱垂手术后 3 个月时尿失禁的发生率。然而，随着时间的推移，在术后 12 个月随访时这种差异降低[25]。对于无压力性尿失禁症状的脱垂手术患者，6.3 名患者预防性尿道中段吊带手术只能够预防 1 名患者术后发生压力性尿失禁。因此，目前尚不清楚该治疗策略的益处是否大于不良事件的风险。

五、逼尿肌无力

2002 年引入的"逼尿肌功能低下"和"逼尿肌收缩无力"两个名词用以描述最大尿流率的下降和逼尿肌压力的降低，但这两个术语及其定义存在一定的模糊和混乱性，并非足够准确的表达词语[27]。文献报道泌尿妇科术后尿潴留的发生率可能在2.5%～43%[28]。尽管存在很多影响因素，但逼尿肌收缩无力似乎是导致尿潴留症状最关键的原因。此外，纠正轻度脱垂，可以降低近端尿道至完整膀胱后角的压力，从而改善尿潴留症状[29]。

六、尿动力检查的作用

侵入性尿动力学检查在 POP 术前评估中的作用仍然存在争议。尽管如此，应根据患者的临床症状和病情来选择必要的检查，在许多情况下尿动力学检查是必不可少的[30]。术前尿动力学检查结果可为 POP 的手术方式抉择提供有价值的参考[31, 32]。

七、性交尿失禁

性交尿失禁是一种令人困扰而又经常被忽略导致漏报的情况，文献报道其发生率在 10%～27%。有证据表明，阴茎插入阴道漏尿与尿动力学压力性尿失禁相关，而性高潮漏尿与逼尿肌过度活动相关。通过尿动力学诊断后，就像手术治疗尿动力学压力性尿失禁，可通过手术治愈超过 80% 的阴茎插入型性交尿失禁；同样，就像抗毒蕈碱类药物治疗逼尿肌过度活动，可以采用抗毒蕈碱药物治愈约 60% 的性高潮型性交尿失禁[33]。

八、性功能障碍症状

性功能障碍的症状可能与 POP 相关，根据 ICS/IUGA 标准术语[1]，可分类如下。

1. 性交困难

性交困难是指持续性或复发性阴茎试图插入或插入阴道时引发不适或疼痛，根据阴茎进入阴道的程度可分为入口性交痛和深部性交痛。

2. 性交梗阻

主诉阴茎无法进入阴道。

3. 阴道松弛

主诉阴道过度松弛。文献报道，约 64% 接受泌尿妇科检查评估的女性主诉阴道松弛[34]。总体而言，压力性尿失禁或 POP 术后性功能能够得到改善[35]，但是目前缺少更多的研究，包括随机临床试验，尤其缺少关于阴道网片术后性功能的研究，以阐明网片相关的潜在性功能差异。

九、下尿路疼痛和（或）其他盆腔痛

疼痛可能与 POP 相关。根据 ICS/IUGA 标准化术语[1]，疼痛可分类如下。

1. 膀胱痛

主诉与膀胱相关的耻骨上或耻骨后疼痛、压迫感或不适，通常伴随着膀胱充盈而症状逐渐加重。排尿后症状可能持续存在或缓解。

2. 尿痛

主诉排尿疼痛，通常是指尿道。

3. 外阴痛

主诉外阴及周围感觉疼痛。

4. 阴道痛

主诉阴道口或阴道内部疼痛。

5. 会阴痛

主诉会阴后联合（阴唇底端）至肛门之间区域疼痛。

6. 盆腔痛

主诉盆腔疼痛，但与下尿路、性生活、肠道或妇科功能障碍症状无关，与上述局部疼痛相比，盆腔痛定义不明确。

7. 周期性（月经周期）盆腔痛

与月经周期相关的周期性盆腔疼痛，可能起因于妇科疾病。

8. 阴部神经痛

阴道或外阴（阴蒂与肛门之间的任何区域）烧灼痛伴随阴部神经分布区域疼痛。近期文献提出阴部神经病诊断的五个基本标准（Nantes 标准）[36]：①阴部神经支配解剖区域的疼痛；②坐位疼痛加剧；③无夜间疼痛，即睡眠期无疼痛；④查体无局部感觉缺失；⑤阴部神经阻滞可缓解症状。

慢性下尿路和（或）其他盆腔疼痛综合征。

十、下尿路感染

盆腔器官脱垂可伴随尿路感染，相关定义如下[1]。

- 尿路感染（urinary tract infection, UTI）：UTI 的科学诊断是，明确的菌尿和脓尿的生物学证据，通常伴随膀胱感觉异常，如尿急、尿频、尿痛、尿急性尿失禁和（或）下尿路疼痛等症状。

- 复发性尿路感染（recurrent urinary tract infection, UTI）：过去的 12 个月中，至少 3 次经临床症状和明确医学诊断的 UTI，且在本次 UTI 诊断之前，上一次 UTI 已经治愈。

- 其他相关病史：如血尿、导尿术。

参 考 文 献

[1] Haylen BT, de Ridder D, Freeman RM, Swift SE, Berghmans B, Lee J, Monga A, Petri E, Rizk DE, Sand PK, Schaer GN, Association, International Urogynecological and Society, International Continence. An International

Urogynecological Association (IUGA)/ International Continence Society (ICS) joint report on the terminology for female pelvic floor dysfunction. Neurourol Urodyn. 2010;29(1):4–20. https://doi.org/10.1002/nau.20798.

[2] Coyne KS, Sexton CC, Thompson CL, Milsom I, Irwin D, Kopp ZS, Chapple CR, Kaplan S, Tubaro A, Aiyer LP, Wein AJ. The prevalence of lower urinary tract symptoms (LUTS) in the USA, the UK and Sweden: results from the epidemiology of LUTS (EpiLUTS) study. BJU Int. 2009;104(3):352–60. https://doi.org/10.1111/j.1464–410X.2009.08427.x. Epub 2009 Mar 5.

[3] Lim JR, Bak CW, Lee JB. Comparison of anxiety between patients with mixed incontinence and those with stress urinary incontinence. Scand J Urol Nephrol. 2007;41(5):403–6. Epub 2007 Apr 13.

[4] de Boer TA, Salvatore S, Cardozo L, Chapple C, Kelleher C, van Kerrebroeck P, Kirby MG, Koelbl H, Espuna–Pons M, Milsom I, Tubaro A, Wagg A, Vierhout ME. Pelvic organ prolapse and overactive bladder. Neurourol Urodyn. 2010;29(1):30–9. https://doi.org/10.1002/ nau.20858.

[5] Willis–Gray MG, Dieter AA, Geller EJ. Evaluation and management of overactive bladder: strategies for optimizing care. Res Rep Urol. 2016;8:113–22. https://doi.org/10.2147/ RRU. S93636.eCollection.2016.

[6] Giri A, Hartmann KE, Hellwege JN, Velez Edwards DR, Edwards TL. Obesity and pelvic organ prolapse: a systematic review and meta–analysis of observational studies. Am J Obstet Gynecol. 2017. pii: S0002–9378(17)30174–6. https:// doi.org/10.1016/j.ajog.2017.01.039. [Epub ahead of print].

[7] Andersson KE. Antimuscarinics for treatment of overactive bladder. Lancet Neurol. 2004;3(1):46–53.

[8] Thiagamoorthy G, Kotes S, Zacchè M, Cardozo L. The efficacy and tolerability of mirabegron, a β3 adrenoceptor agonist, in patients with symptoms of overactive bladder. Ther Adv Urol. 2016;8(1):38–46. https://doi. org/10.1177/1756287215614237.

[9] Olivera CK, Meriwether K, El–Nashar S, et al. Nonantimuscarinic treatment for overactive bladder: a systematic review. Am J Obstet Gynecol. 2016;215(1):34–57. https://doi. org/10.1016/j.ajog.2016.01.156. Epub 2016 Feb 4.

[10] Wagg A, Nitti VW, Kelleher C, Castro–Diaz D, Siddiqui E, Berner T. Oral pharmacotherapy for overactive bladder in older patients: mirabegron as a potential alternative to antimuscarinics. Curr Med Res Opin. 2016;32(4):621–38. https://doi.org/10.1185/03007995.2016.114980 6. Epub 2016 Feb 17.

[11] Voorham JC, De Wachter S, Van den Bos TW, Putter H, Lycklama à, Nijeholt GA, Voorham–van der Zalm PJ. The effect of EMG biofeedback assisted pelvic floor muscle therapy on symptoms of the overactive bladder syndrome in women: a randomized controlled trial. Neurourol Urodyn. 2016. https://doi.org/10.1002/nau.23180. [Epub ahead of print].

[12] Di Gangi Herms AM, Veit R, Reisenauer C, Herms A, Grodd W, Enck P, Stenzl A, Birbaumer N. Functional imaging of stress urinary incontinence. NeuroImage. 2006;29(1):267–75. Epub 2005 Sep 8.

[13] Lamin E, Parrillo LM, Newman DK, Smith AL. Pelvic floor muscle training: underutilization in the USA. Curr Urol Rep. 2016;17(2):10. https://doi.org/10.1007/s11934–015–0572–0.

[14] Braekken IH, Majida M, Engh ME, B?K. Can pelvic floor muscle training reverse pelvic organ prolapse and reduce prolapse symptoms? An assessor–blinded, randomized, controlled trial. Am J Obstet Gynecol. 2010;203(2):170. e1–7. https://doi.org/10.1016/j.ajog.2010.02.037. Epub 2010 May 1.

[15] Peters KM, Carrico DJ, Wooldridge LS, Miller CJ, MacDiarmid SA. Percutaneous tibial nerve stimulation for the long–term treatment of overactive bladder: 3–year results of the STEP study. J Urol. 2013;189(6):2194–201. https://doi.org/10.1016/j.juro.2012.11.175. Epub 2012 Dec 3.

[16] Gaziev G, Topazio L, Iacovelli V, Asimakopoulos A, Di Santo A, De Nunzio C, Finazzi–Agrò E. Percutaneous tibial nerve stimulation (PTNS) efficacy in the treatment of lower urinary tract dysfunctions: a systematic review. BMC Urol. 2013;13:61. https://doi. org/10.1186/1471–2490–13–61.

[17] Burton C, Sajja A, Latthe PM. Effectiveness of percutaneous posterior tibial nerve stimulation for overactive bladder: a systematic review and meta-analysis. Neurourol Urodyn. 2012;31(8):1206–16. https:// doi.org/10.1002/nau.22251. Epub 2012 May 11.

[18] Vandoninck V, van Balken MR, Finazzi Agrò E, Petta F, Micali F, Heesakkers JP, Debruyne FM, Kiemeney LA, Bemelmans BL. Percutaneous tibial nerve stimulation in the treatment of overactive bladder: urodynamic data. Neurourol Urodyn. 2003;22(3):227–32.

[19] Gupta P, Ehlert MJ, Sirls LT, Peters KM. Percutaneous tibial nerve stimulation and sacral neuromodulation: an update. Curr Urol Rep. 2015;16(2):4. https://doi. org/10.1007/s11934–014–0479–1.

[20] Nitti VW, Dmochowski R, Herschorn S, Sand P, Thompson C, Nardo C, Yan X, Haag–Molkenteller C, EMBARK Study Group. OnabotulinumtoxinA for the treatment of patients with overactive bladder and urinary incontinence: results of a phase 3, randomized, placebo controlled trial. J Urol. 2017;197(2S):S216–23. https://doi.org/10.1016/j.juro.2016.10.109. Epub 2016 Dec 22.

[21] Robinson D, Cardozo L, Milsom I, Pons ME, Kirby M, Koelbl H, Vierhout M. Oestrogens and overactive bladder. Neurourol Urodyn. 2014;33(7):1086–91. https://doi. org/10.1002/ nau.22464. Epub 2013 Jul 19.

[22] Salvatore S, Serati M, Ghezzi F, Uccella S, Cromi A, Bolis P. Efficacy of tolterodine in women with detrusor overactivity and anterior vaginal wall prolapse: is it the same? BJOG. 2007;114(11):1436–8. Epub 2007 Sep 17.

[23] Nguyen JK, Bhatia NN. Resolution of motor urge incontinence after surgical repair of pelvic organ prolapse. J Urol. 2001;166(6):2263–6.

[24] de Boer TA, Kluivers KB, Withagen MI, Milani AL, Vierhout ME. Predictive factors for overactive bladder symptoms after pelvic organ prolapse surgery. Int Urogynecol J. 2010;21(9):1143–9. https://doi.org/10.1007/

s00192–010–1152–y. Epub 2010 Apr 24.

[25] Wei JT, Nygaard I, Richter HE, Nager CW, Barber MD, Kenton K, Amundsen CL, Schaffer J, Meikle SF, Spino C, Pelvic Floor Disorders Network. A midurethral sling to reduce incontinence after vaginal prolapse repair. N Engl J Med. 2012;366(25):2358–67. https://doi. org/10.1056/NEJMoa1111967.

[26] Brubaker L, Cundiff GW, Fine P, Nygaard I, Richter HE, Visco AG, Zyczynski H, Brown MB, Weber AM, Pelvic Floor Disorders Network. Abdominal sacrocolpopexy with Burch colposuspension to reduce urinary stress incontinence. N Engl J Med. 2006;354(15):1557–66.

[27] Osman NI, Chapple CR, Abrams P, Dmochowski R, Haab F, Nitti V, Koelbl H, van Kerrebroeck P, Wein AJ. Detrusor underactivity and the underactive bladder: a new clinical entity? A review of current terminology, definitions, epidemiology, aetiology, and diagnosis. Eur Urol. 2014;65(2):389–98. https://doi.org/10.1016/j.eururo.2013.10.015. Epub 2013 Oct 26.

[28] Geller EJ. Prevention and management of postoperative urinary retention after urogynecologic surgery. Int J Womens Health. 2014;6:829–38. https://doi.org/10.2147/IJWH.S55383. eCollection 2014.

[29] Fletcher SG, Haverkorn RM, Yan J, Lee JJ, Zimmern PE, Lemack GE. Demographic and urodynamic factors associated with persistent OAB after anterior compartment prolapse repair. Neurourol Urodyn. 2010;29(8):1414–8. https://doi.org/10.1002/nau.20881.

[30] Serati M, Topazio L, Bogani G, Costantini E, Pietropaolo A, Palleschi G, Carbone A, Soligo M, Del Popolo G, Li Marzi V, Salvatore S, Finnazzi AE. Urodynamics useless before surgery for female stress urinary incontinence: are you sure? Results from a multicenter single nation database. Neurourol Urodyn. 2016;35(7):809–12. https://doi.org/10.1002/nau.22804. Epub 2015 Jun 9.

[31] Huang L, He L, Wu SL, Sun RY, Lu D. Impact of preoperative urodynamic testing for urinary incontinence and pelvic organ prolapse on clinical management in Chinese women. J Obstet Gynaecol Res. 2016;42(1):72–6. https://doi.org/10.1111/jog.12854. Epub 2015 Nov 4.

[32] Baessler K, Maher C. Pelvic organ prolapse surgery and bladder function. Pelvic organ prolapse surgery and bladder function. Int Urogynecol J. 2013;24(11):1843–52. https://doi. org/10.1007/s00192–013–2175–y.

[33] Serati M, Salvatore S, Uccella S, Nappi RE, Bolis P. Female urinary incontinence during intercourse: a review on an understudied problem for women's sexuality. J Sex Med. 2009;6(1):40–8. https://doi.org/10.1111/j.1743–6109.2008.01055.x.

[34] Basson R, Berman J, Burnett A, Derogatis L, Ferguson D, Fourcroy J, Goldstein I, Graziottin A, Heiman J, Laan E, Leiblum S, Padma–Nathan H, Rosen R, Segraves K, Segraves RT, Shabsigh R, Sipski M, Wagner G, Whipple B. Report of the international consensus development conference on female sexual dysfunction: definitions and classifications. J Urol. 2000;163(3):888–93.

[35] Rogers RG, Kammerer–Doak D, Darrow A, Murray K, Qualls C, Olsen A, Barber M. Does sexual function change after surgery for stress urinary incontinence and/or pelvic organ prolapse? A multicenter prospective study. Am J Obstet Gynecol. 2006;195(5):e1–4.

[36] Labat JJ, Riant T, Robert R, Amarenco G, Lefaucheur JP, Rigaud J. Diagnostic criteria for pudendal neuralgia by pudendal nerve entrapment (Nantes criteria). Neurourol Urodyn. 2008;27(4):306–10.

第二篇

检查与诊断
Diagnostic Work-up

第 4 章　盆腔器官脱垂临床评估及诊断方法

Clinical Evaluation and Diagnostic Tools in Women with Prolapse

Fabio Del Deo　Antonio Grimaldi　Marco Torella　著

谢　冰　苗娅莉　译

盆腔器官脱垂的整体评估包括病史、妇科疾病史、孕产史、下尿路症状评估，详细的体格检查及辅助检查，本章将按照以下顺序分别阐述。

- 家族史。
- 既往史。
- 现病史。
- 体格检查及 POP-Q 评分。
- 影像学与辅助检查。

一、家族史

家族史的询问对发现潜在的盆腔器官脱垂易感性非常重要。对直系亲属、双卵双胎和单卵双胎的不同研究表明，遗传因素在盆腔器官脱垂的发病中扮演重要角色[1, 2]。一些研究团队通过基因研究来确定和识别遗传易感相关的多态性[3-6]。这些研究结果对评估临床诊疗方案具有重要作用。

二、既往史

孕产史、年龄、绝经状态、盆腔手术史、神经系统和慢性疾病与盆腔器官脱垂的发生密切相关。

1. 流行病学、功能学及病理学研究已经充分证实了阴道分娩与盆腔神经支配、肛提肌和盆底韧带的改变存在密切关系。产次与新生儿出生体重直接或间接损伤盆底支持结构，是导致 POP 的重要危险因素。胎儿通过骨性产道的过程中，造成盆底支持组织的缺氧坏死。这种永久性牵张损伤在盆底支持组织机械性损伤中起着核心作用。近来，研究的焦点集中在妊娠和分娩对骨盆结构的作用，但最新的研究结果并不一致，甚至相互矛盾[7-12]。

2. 绝经与年龄本身是盆腔器官脱垂发生的重要危险因素。更年期在 POP 发病中扮演的角色与雌激素缺乏相关，而雌激素作用于盆底结缔组织。年龄因素通过调节正常 I 型与 III 型胶原比例从而降低结缔组织的生理功能，并且可能与支撑和悬吊结构的强度与弹性丧失相关。上述因素通常共存的现实使得盆腔器官脱垂发病风险进一步增高，而单独评估每个因素对 POP 的作用并不能获得真实的结果，相反研究结果可能是相互矛盾的。

3. 与因非 POP 适应证的手术史相比，既往因 POP 行修复手术治疗者 POP 的发生风险更高[13]。

4. 合并慢性腹压增加类疾病，如肥胖、慢性呼吸道疾病、便秘等，是盆腔器官脱垂发生与加重的危险因素。腹压增加使盆底肌肉与韧带结构处于紧张状态，这种慢性应力导致盆底支持组织功能进行性结构性减弱（图 4-1）。长期吸烟亦是盆腔器官脱垂的危险因素。长期吸烟的损伤机制与咳嗽导致的腹压增加无关，而与化学物质对组织的作用有关[11, 13]。

5. 神经系统疾病可影响盆底支持组织功能。慢性疾病，如糖尿病、帕金森病、多发性硬化症；或急性疾病，如脑血管意外等，可导致周围神经病变，从而影响盆腔器官支持结构。

6. 药物史：成年人常用的许多药物可能通过改变膀胱容量与敏感性来导致下尿路症状。其中降压药、抗抑郁药及抗精神病药是最常见，服用这些药物应当全面检查。

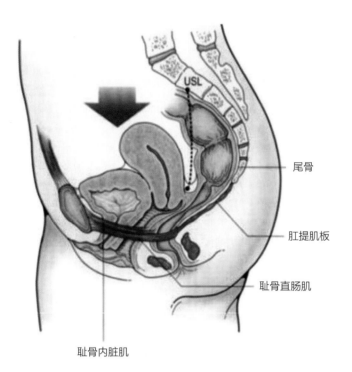

◀ 图 4-1 腹压作用于盆腔器官支持结构

尾骨

肛提肌板

耻骨直肠肌

耻骨内脏肌

三、现病史

（一）病史

病史询问的重点内容包括患者的主要症状，症状的严重程度、发病年龄及病情进展情况。盆腔器官脱垂患者通常伴发多种临床症状，分别表现为脱垂类症状、尿路症状、肠道症状及性交症状，分别陈述如下。

1. 脱垂类症状

(1) "下坠感"（sense of weight）：这是一种非特异症状。脱垂患者常见该症状，也可见于其他多种疾病，例如下尿路感染，腰背部疼痛及肠道疾病。下坠感既与脱垂严重程度无关，亦与脱垂部位无关。

(2) 异物"膨出感"（sense of bulge）：这是脱垂患者的典型症状。它与脱垂严重程度相关，详细追问患者病史能够使医生明确受影响最严重的脱垂部位。在这种情况下，应当询问膨出的程度、其在一天中的变化、与负重或爬楼梯等特定活动的关系、是否伴发疼痛或出血、与膀胱或肠道功能障碍的关系、是否妨碍或影响性生活和社交活动等。

(3) 指压 / 手助排便：需要手动还纳脱垂器官或按压会阴、阴道或直肠来协助排尿和（或）排尿。

(4) 其他：与支配肾脏与输尿管的感觉神经有关的腰背痛，与严重脱垂致膀胱排空障碍继发的上尿路扩张有关。

2. 与脱垂相关的尿路症状，尿路症状典型且与脱垂严重程度相关

(1) 储尿期症状

- 压力性尿失禁：随腹压增加尿液不自主流出，通常与轻度脱垂相关。在重度脱垂时，可以掩盖腹压诱发实验时的尿失禁症状，复位阴道壁后可诱发压力性尿失禁症状，将这种情况定义为"隐匿性压力性尿失禁"。

- 尿频：排尿频率增加；通常与下尿路感染相关，但也可能与导致膀胱残余尿量增加的梗阻性疾病相关。

- 急迫性尿失禁：与尿急相关的突发的尿液不自主流出。通常患者主诉如厕不及时，可能出现数滴或更多尿液漏出，甚至尿液全部漏出。

(2) 排尿期症状

- 排尿踌躇：排尿启动困难；可能与尿道梗阻或者膀胱脱垂有关。

- 排尿不尽：排尿后有膀胱没有完全排空的感觉。膀胱或直肠脱垂可能导致输尿管受压，从而无法完成生理性尿液排空。如果不能及时识别此种情况，可能导致大量膀胱残余尿继发慢性尿路感染，或输尿管反流诱发上尿路功能受损。

- 间歇排尿。

- 排尿后淋漓：排尿后尿液淋漓通常与尿道憩室、膀胱尿道脱垂或逼尿肌过度活动相关。

- 腹压排尿：提示为了启动和维持排尿需要收缩腹部肌肉；通常与膀胱脱垂导致的尿道弯曲折叠相关。

- 尿流缓慢。

- 尿路梗阻，需要还纳脱垂部位或采用特殊姿势来排空膀胱。

(3) 膀胱感觉障碍

- 尿急：强烈的突发的尿意。

- 尿痛：排尿疼痛或不适，通常有尖锐的灼热感。

- 感觉缺失。

3. 肠道症状

(1) 便秘是与脱垂相关最常见的肠道症状，也是导致腹压慢性增加的原因之一。在没有特定相关的临床疾病时，无法明确便秘的原因和机制。如果便秘继发于阴道后壁脱垂，那么便秘的原因可能是由于直肠脱出、肠管解剖位置改变导致生理性排便受阻或减慢所致。

(2) 协助排便：重度脱垂患者可能被迫采用特殊体位排便，通过手动还纳脱垂部分或手指协助排便。

4. 性生活症状

(1) 阴道膨出：阴道膨出感，是特异性盆腔器官脱垂症状，但与脱垂部位无关。

(2) 性交痛：在性交前、性交过程中或性交后出现的持续性或反复出现的生殖道疼痛。

(3) 性交尿失禁：性交过程中，阴茎插入时或者性高潮时出现漏尿。阴道前壁脱垂患者由于尿道膀胱颈解剖角度改变，阴茎插入阴道时可能诱发尿失禁频繁出现。

性功能与盆腔器官脱垂密切相关。盆腔器官脱垂患者拒绝或避免性生活常常是由于疼痛或机械性阻碍，或者对身体形象不满意，从而严重影响夫妻生活质量。手术治疗盆腔器官脱垂后，恢复生殖器官解剖位置，术后无论患者及配偶均认为性生活得到了改善，从另一方面证实了盆腔器官脱垂对性生活的影响这一事实[14-16]。

（二）诊断方法

- 问卷调查和问卷式访谈：是已经通过验证的 POP 诊断方法，系统的调查脱垂症状及其对生活质量不同方面的影响程度。这些方法由一系列问题组成，每个问题反映某一特定临床症状，赋予每个答案一个分值。问卷调查与问卷式访谈的主要区别在于，问卷是由患者自行管理评价，而问卷式访谈是由医学人士对患者进行的，访谈人可以添加附加问题并根据答案进行评分。
- 膀胱日记：用来记录患者每天排尿频率、尿量以及任何情况下的尿失禁症状。

四、体格检查及 POP-Q 评分

盆腔器官脱垂患者的体格检查第一步是外阴皮肤黏膜的视诊和评估外阴阴道黏膜营养状况。绝经多年的老年女性可以观察到外阴阴道黏膜中到重度萎缩。

应当进行双合诊检查除外盆腔肿物，评估子宫大小及有无伴发肌瘤，以及除外尿潴留，评估膀胱残余尿量，除外尿道憩室。可以借助超声检查协助体格检查。

患者膀胱截石位下评估子宫（或阴道穹窿）、阴道前壁和后壁脱垂程度。如果在膀胱截石位无法获得脱垂的最大程度，或主诉与查体结果不符，可以通过直立位重新进行检查。重度脱垂患者，静息状态下脱垂已清晰可见，而如果脱垂程度较轻，医生应当让患者咳嗽或进行 Valsalva 动作，从而重现最大程度脱垂。在最大屏气用力时，可以利用窥器的下叶来分别着重评估各个脱垂部位。

在体格检查时，需要区分 2 种不同类型的阴道前壁脱垂（图 4-2）：中央型阴道前壁脱垂与阴道旁脱垂[17]。前者是由于支撑膀胱底的耻骨宫颈筋膜中线缺损（薄弱与撕裂），导致阴道前壁特征性皱褶消失。阴道旁脱垂是耻骨宫颈筋膜自盆筋膜腱弓发生病理性分离（旁侧或阴道旁缺陷），此种情况下阴道前壁特征性皱褶通常仍存在。

应当注意不要混淆宫颈延长与子宫脱垂。宫颈延长表现为宫颈延长以至于宫颈外口达阴道口，甚至有时脱出于阴道口外；但通过阴道或直肠检查，医生发现宫体位于正常位置并未发生脱垂。超声检查可以确认宫颈长度异常。

在过去的几十年中，已有数个系统用于评估盆腔器官脱垂程度。其中最常用的分级系统之一是由 Baden 与 Walker 在 1972 年提出的半程评分系统[18]。该评分系统通过最大屏气用力时每个器官位于阴道的位置（尿道、膀胱、子宫或穹窿、后穹窿、直肠）与处女膜关系进行分度（图 4-3）。由此，分别定义尿道脱垂、膀胱脱垂、子宫脱垂或穹窿脱垂、小肠脱垂及直肠脱垂。

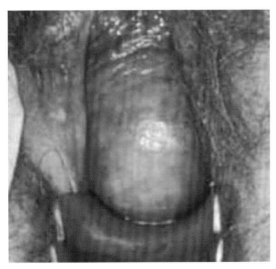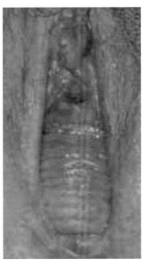

▲ 图 4-2　阴道前壁脱垂

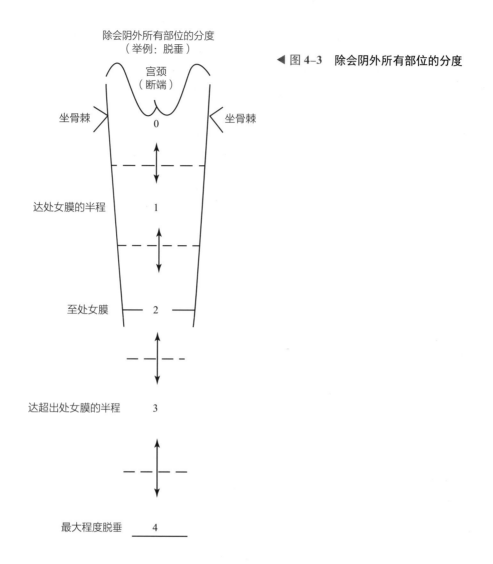

◀ 图 4-3　除会阴外所有部位的分度

每个部位的脱垂严重程度分为 5 度（0～4 度）。如果在屏气用力检查时器官仍在其原来的位置，即坐骨棘水平，表明此脏器未发生脱垂，被归为 0 度。如果检查时器官位于坐骨棘与处女膜之间的中点之上，我们称之为 1 度脱垂，而如果器官位于中点与处女膜之间，则是 2 度脱垂。脱垂超出于处女膜，但位于处女膜与脱垂最大程度之间中点以内为 3 度脱垂；脱垂超出处女膜，且位于中点更远处至最大限度为 4 度脱垂。

1980 年提出的比查姆分类法（Beecham's classification）依据盆腔器官相对于阴道口的下降程度进行脱垂分度[19]。

- 1 度：脱垂未超过阴道中下 1/3 处。
- 2 度：脱垂达到阴道口。
- 3 度：脱垂超出阴道口。

上述分类系统使用的主要问题是一定程度的主观性，由此很难比较观察者之间数据的一致性。尽管如此，Baden-Walker 半程评分系统因其简单、直观的特点依然在临床实践中得到广泛应用。

由于不同研究者之间需要交流手术相关信息，由此提出了一种新的脱垂分类方法即盆腔器官脱垂量化评分系统（pelvic organ prolapse quantification, POP-Q）。1996 年 POP-Q 分期法面世后即得到国际尿控协会、美国妇科泌尿协会及妇科外科医师协会的批准和推荐[20]。POP-Q 分期法的优点是能够提供非常准确的脱垂分度。它通过确定阴道前后壁和宫颈（穹窿）的 6 个特定点来量化脱垂（图 4-4）。在患者屏气用力时，测量各点相对于固定参考点（处女膜缘）的位置并以 cm 为单位。上述 6 个点位于处女膜缘近端或上方以负数（-）表示，位于处女膜远端或以下以正数（+）表示。在处女膜缘水平则为 0。

六个标志点分别为阴道前壁（Aa，Ba）、阴道顶端（C，D）及阴道后壁（Ap，Bp）。同时在静息状态下测量生殖裂孔（genital hiatus, gh）、会阴体（perineal body, pb）及阴道全长（total vaginal length, tvl）。

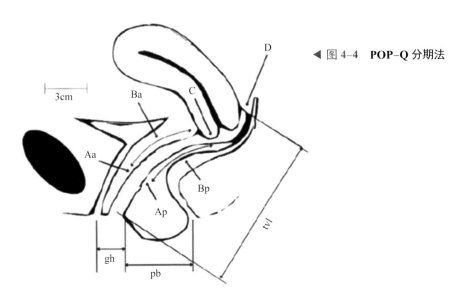

◀ 图 4-4　POP-Q 分期法

- Aa：位于阴道前壁中线，尿道外口（和处女膜）上方 3cm；其定义范围在 ±3cm。该点的下降提示输尿管膀胱结合部的缺陷，并且根据一些专家的说法，它可能与压力性尿失禁发病率增加相关。

- Ba：位于阴道前穹窿与 Aa 点之间阴道前壁上段脱垂的最远点。在无脱垂的情况下，其定义位于 -3cm，描述膀胱脱垂的程度。

- C：宫颈最远点（或子宫切除术后患者的阴道断端 / 阴道穹窿），描述子宫脱垂（或阴道断端 / 阴道穹窿脱垂）的程度。

- D：对应阴道后穹窿（或 Douglas 窝），并代表子宫骶韧带宫颈附着点。子宫切除术患者该点省略。如果 C 点远大于（远端）D 点，则是宫颈延长而非子宫脱垂。
- Ap：位于阴道后壁中线，处女膜以上 3cm；其定义范围在 ±3cm。
- Bp：阴道后穹窿与 Ap 点之间阴道后壁上段脱垂最远点。在无脱垂的情况下，其定义位于 −3cm，描述直肠脱垂的程度。
- gh：生殖道裂孔，自尿道外口至会阴后联合（阴唇系带）的距离。
- pb：会阴体，自会阴后联合至肛门的距离。
- tvl：阴道全长，脱垂复位后测量的阴道总长度。

阴道前壁 Aa	阴道前壁 Ba	宫颈或断端 C
生殖道裂孔 gh	会阴体 pb	阴道全长 tvl
阴道后壁 Ap	阴道后壁 Bp	阴道后穹窿 D

POP-Q 系统中将脱垂分为 5 期（0～Ⅳ期），见表 4–1。

表 4–1　POP–Q 分期标准

0 期	Aa，Ap，Ba，Bp=−3cm，且 C 或 D ≤ −（tvl−2）cm
Ⅰ期	不符合 0 度标准，且最远点 < −1cm
Ⅱ期	最远点 ≥ −1cm 但 ≤ +1cm
Ⅲ期	最远点 > +1cm 但 < +（tvl−2）cm
Ⅳ期	最远点 ≥ +（tvl−2）cm

在体格检查时，可进行三合诊检查，可能有助于识别导致小肠膨出的直肠阴道隔上段的缺陷。

此外，膀胱充盈状态下进行咳嗽诱发试验，有助于客观诊断压力性尿失禁。文献报道约有 55% 的 Ⅱ 期脱垂患者合并压力性尿失禁。这一比例随 POP 分期增加下降，仅 33% 的Ⅳ期脱垂患者合并压力性尿失禁[21]。但是，如果通过手还纳或子宫托、海绵支架 / 纱布或窥器协助，高达 80% 女性可能表现出隐匿性压力性尿失禁[22-25]。

针对膀胱脱垂伴压力诱发试验阳性的患者，建议行膀胱颈抬举试验（Bonney test）

来预测阴道前壁修补治疗压力性尿失禁的疗效。患者膀胱充盈状态下，将食指与中指置于尿道两侧来上抬膀胱颈同时要求患者咳嗽或做 Valsalva 动作。如果没有漏尿，则意味着压力性尿失禁是由于膀胱颈下降导致并可以通过阴道前壁修补术获益，如果依然漏尿则提示尿道内括约肌功能障碍。由于膀胱颈抬举试验很难标准化，其结果并不确切，因此有研究者认为此试验并无实际用途[26]。

尿道与膀胱颈的活动度可以通过将无菌润滑棉或涤纶棉签（Q-tip）插入尿道至尿道膀胱结合部进行评估。在 Valsalva 动作时用测角器测量棉签远端与水平面的夹角。当该角度 > 30° 时定义为尿道膀胱结合部过度活动。Q-tip 试验可能有助于区分压力性尿失禁的种类，并提示最恰当的手术方式。因此，Q-tip 试验阴性被视为抗尿失禁手术失败的危险因素[27]。

五、影像学与辅助检查

（一）超声

近年来，超声在盆底缺陷的影像学诊断中占据主导地位。超声设备的广泛应用、操作简便、安全且无创及其成本效益，均有利于该技术的快速推广和普及。使用不同的超声探头可分别用来进行经阴道、腹部、会阴/阴唇及直肠检查，并进行二维、三维及四维重建。由于经会阴超声为非侵入性操作，不干扰脱垂器官在阴道内的下降，因此超声诊断盆腔器官脱垂最适合路径是经会阴超声。超声检查能够对脱垂器官进行动态评估，可以分别在静息状态和 Valsalva 动作时获得详细且量化的结果[28, 29]。

经会阴/阴唇超声

可通过经会阴/阴唇超声评估盆腔器官脱垂，超声检查中以膀胱颈、宫颈或 Douglas 窝及直肠壶腹分别作为前盆腔、中盆腔和后盆腔的指示点，根据上述指示点与耻骨联合下缘之间的关系评估盆腔器官脱垂的程度（图 4-5）。

经会阴或阴唇超声检查时，患者采取膀胱截石位，将凸阵探头放置于耻骨与肛门前缘之间的会阴上。盆底超声检查前，根据测量参数需排空或充盈膀胱以便观察。直肠需排空以免影响诊断准确性。选取 3.5～6MHz 曲阵探头，探头表面被覆手套或隔膜

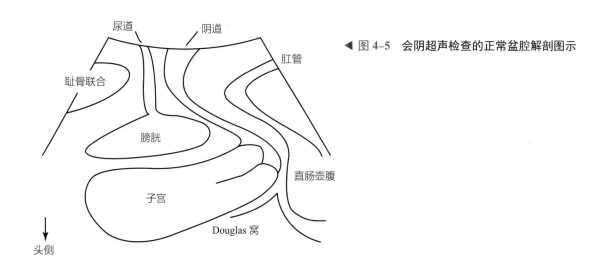

◀ 图 4-5　会阴超声检查的正常盆腔解剖图示

并放置于会阴体正中矢状位上。施加在探头上的压力应尽可能小，以免掩盖或影响脱垂器官的下降。正中矢状位可清晰成像膀胱、尿道、阴道壁、子宫、肛管及直肠。尽管多数作者倾向于使用与经阴道超声同样的成像方法，将头腹侧结构成像于屏幕左侧，而尾背侧结构成像于屏幕右侧，但图像的方向目前并无统一标准。

动态超声检查分别在静息、Valsalva 动作时及肛提肌收缩时进行[30-34]。

- 前盆腔：超声能够显示最大 Valsalva 动作时尿道及膀胱脱垂情况（图 4-6A），为体格检查补充了更多信息。通过研究近端尿道与膀胱三角的夹角，1960 年 Green 首次提出膀胱后角这一概念，并认为通过测量膀胱后角的大小能够区分两种不同的临床诊断：膀胱脱垂和膀胱尿道脱垂。膀胱脱垂以单纯膀胱脱垂且膀胱后角正常（90°～120°）为特征，与排尿功能障碍相关，很少伴发尿失禁；而膀胱尿道脱垂则膀胱后角增大＞140°，其特点是压力性尿失禁。大多数比较研究结果显示了放射学检查结果与超声数据之间具有良好一致性。

- 中盆腔：由于临床体格检查能够精确且全面的评估中盆腔脱垂，因此超声中盆腔脱垂的诊断价值相对较少。动态超声可以清晰地显示宫颈的下降，并能够显示脱垂的宫体与阴道前壁或后壁的关系，帮助更好地理解不同的临床表现，阐明排尿功能障碍或梗阻性排便障碍的原因（图 4-6B）。子宫切除术的病例中，阴道顶端的脱垂可能被伴发的直肠脱垂或小肠疝掩盖。

- 后盆腔：后盆腔的超声研究为临床评估阴道后壁脱垂的病因和临床评估提供了重要证据（图 4-7）。由于相似的临床症状但临床疾病迥异，因此需进行详细的鉴别诊断：阴道后壁脱垂可能是由于阴道直肠隔缺陷所致的直肠脱垂，也可能是解剖

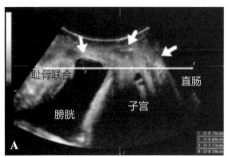

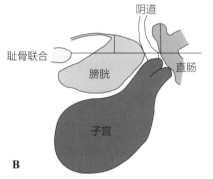

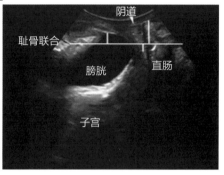

▲ 图 4-6　**A.** 通过会阴超声测量盆腔器官下降；**B.** 通过经会阴超声测量盆腔器官下降

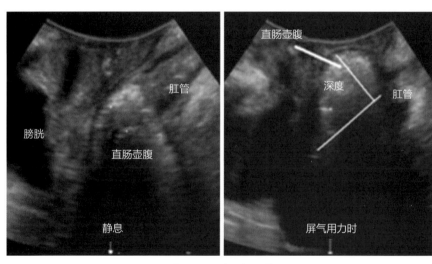

▲ 图 4-7　测量直肠脱垂

正常的过度扩张，或者小肠疝或直肠脱垂伴发小肠疝。直肠脱垂可通过直肠疝出至阴道来明确识别，而在小肠疝的病例中，疝囊中可能有小肠或乙状结肠。经会阴超声可识别直肠肠套叠，超声图像可见直肠壁内翻于直肠肠腔。会阴超声可以精准地识别缺陷位置，并且与脱垂的临床评估有相当好的一致性，从而帮助外科医生决定是否需要进行有创的肛管检查，并确定最佳治疗方案。超声诊断直肠脱垂或直肠肠套叠与 X 线影像学检查有高度一致性，且具有耐受性高经济性好的优点。

其他与盆腔器官脱垂相关的重要参数如下。

- 残余尿（post-voiding residual, PVR）：超声可有效评估排尿后膀胱残余尿量，特别是在以排尿功能障碍为特征的中重度膀胱脱垂的患者中尤为重要。超声膀胱容积（ml）可以使用分别由 Haylen（高度 × 深度 ×5.9 − 14.6）、Dietz（高度 × 深度 ×5.6）和 Dicuio（高度 × 深度 × 宽度 ×0.5）提出的 3 个公式进行估算，以上 3 个不同公式算得的膀胱容积与膀胱实际容量有很强的相关性（图 4-8）[35-37]。

- 膀胱壁厚度（bladder wall thickness, BWT）：阴道前壁脱垂是导致慢性排尿梗阻最终发生膀胱过度活动的原因；膀胱壁厚度是评估膀胱功能的重要参数。BWT 中位值增加与膀胱过度活动有关，且可能与术后新发急迫性尿失禁相关。膀胱充盈扩张可能导致膀胱壁厚度测量值变化，尽管目前尚无标准化方法，为降低膀胱充盈导致的测量误差风险，BWT 测量应当在膀胱容量 ≤ 50ml 时进行。分别测量膀胱前壁、三角区及底部的厚度，并计算平均值（图 4-9）[38]。

（二）磁共振成像

磁共振成像（magnetic resonance imaging, MRI）可用于更复杂的盆腔器官脱垂患者的诊断，例如当体格检查无法明确或无法解释患者症状时[39]。

MRI 的优势包括无电离辐射，其软组织对比能力能够对盆底进行详细的可视化与多平面成像。与放射线成像例如排尿膀胱尿道造影、排便造影和膀胱结肠造影相比，MRI 具有患者舒适度高，操作复杂性降低，有创性明显减少的优点[40]。

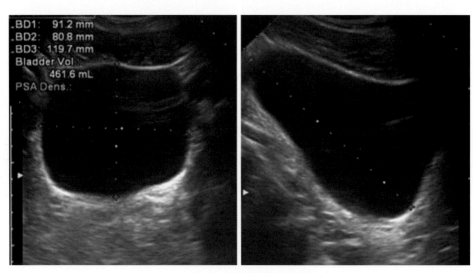

▲ 图 4-8　膀胱容量的测量

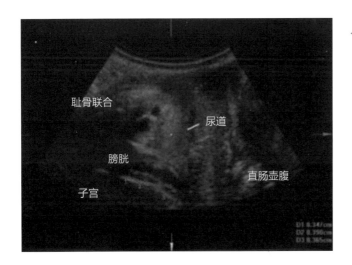

◀ 图 4-9 逼尿肌厚度的测量

耻骨联合

尿道

膀胱

直肠壶腹

子宫

　　患者可以在静息状态、屏气或排便时成像，无须对比剂，可使用阴道和直肠标记物，以及直肠、阴道、尿道及膀胱对比剂[41, 42]。成像时患者可采取仰卧位或者直立位。由于脱垂可能仅在腹压增加时可见，因此选择患者屏气用力时进行 MRI 动态评估。静息状态与屏气状态 MRI 图像的变化有助于评估支持结构缺陷的严重程度。

参 考 文 献

[1] Lince SL, van Kempen LC, Vierhout ME, et al. A systematic review of clinical studies on hereditary factors in pelvic organ prolapse. Int Urogynecol J. 2012;23(10):1327–36.

[2] Kerkhof MH, Hendriks L, Brömann HA. Changes in connective tissue in patients with pelvic organ prolapse—a eview of the currenst literature. Int Urogynecol J Pelvic Floor Dysfunct. 2009;20(4):461–74.

[3] Chen HY, Chung YW, Lin WY, et al. Collagen type 3 alpha 1 polymorphism and risk of pelvic organ prolapse. Int J Gynaecol Obstet. 2008;103(1):55–8.

[4] Kluivers KB, Dijkstra JR, Hendriks JC, et al. COL3A1 2209G>A is a predictor of pelvic organ prolapse. Int Urogynecol J Pelvic Floor Dysfunct. 2009;20(9):1113–8.

[5] Sun MJ, Cheng YS, Sun R, et al. Changes in mitochondrial DNA copy number and extracellular matrix (ECM) proteins in the uterosacral ligaments of premenopausal women with pelvic organ prolapse. Taiwan J Obstet Gynecol. 2016;55(1):9–15.

[6] Eser A, Unlubilgin E, Hizli F, et al. Is there a relationship between pelvic organ prolapse and tissue Fibrillin–1 levels? Int Neurourol J. 2015;19(3):164–70.

[7] Tetzschner T, Søensen M, Jøsson L, et al. Delivery and pudendal nerve function. Acta Obstet Gynecol Scand. 1997;76(4):324–31.

[8] Alperin M, Cook M, Tuttle LJ, et al. Impact of vaginal parity and aging on the architectural design of pelvic floor muscles. Am J Obstet Gynecol. 2016. [Epub ahead of print];215:312.e1.

[9] Novellas S, Chassang M, Verger S, et al. MR features of the levator ani muscle in the immediate postpartum following cesarean delivery. Int Urogynecol J. 2010;21(5):563–8.

[10] Laterza RM, Schrutka L, Umek W, et al. Pelvic floor dysfunction after levator trauma 1–year postpartum: a prospective case–control study. Int Urogynecol J. 2015;26(1):41–7.

[11] Gyhagen M, Bullarbo M, Nielsen TF, et al. Prevalence and risk factors for pelvic organ prolapse 20 years after childbirth: a national cohort study in singleton primiparae after vaginal or caesarean delivery. BJOG. 2013;120(2):152–60.

[12] Glazener C, Elders A, Macarthur C, et al. Childbirth and prolapse: long–term associations with the symptoms and objective measurement of pelvic organ prolapse. BJOG. 2013;120(2):161–8.

[13] Marchionni M, Bracco GL, Checcucci V, et al. True incidence of vaginal vault prolapse. Thirteen years of experience. J Reprod Med. 1999;44(8):679–84.

[14] Srikrishna S, Robinson D, Cardozo L, et al. Can sex survive pelvic floor surgery? Int Urogynecol J. 2010;21(11):1313–9.

[15] Zielinski R, Miller J, Low LK, et al. The relationship between pelvic organ prolapse, genital body image, and sexual health. Neurourol Urodyn. 2012 Sep;31(7):1145–8.

[16] Glavind K, Larsen T, Lindquist AS. Sexual function in women before and after surgery for pelvic organ prolapse.

Acta Obstet Gynecol Scand. 2015;94(1):80–5.

[17] Nichols DH, Randall CL. Vaginal surgery. 4th ed. Baltimore: Williams and Wilkins; 1996.

[18] Baden WF, Walker TA. Physical diagnosis in the evaluation of vaginal relaxation. Clin Obstet Gynecol. 1972;15:1055–69.

[19] Beecham CT. Classification of vaginal relaxation. Am J Obstet Gynecol. 1980;136(7):957–8.

[20] Bump RC, Mattiasson A, Kari B, et al. The standardization of terminology of female pelvic organ prolapse and pelvic floor dysfunction. Am J Obstet Gynecol. 1996;175:10–7.

[21] Slieker-ten Hove MC, Pool-Goudzwaard AL, Eijkemans MJ, et al. The prevalence of pelvic organ prolapse symptoms and signs and their relation with bladder and bowel disorders in a general female population. Int Urogynecol J Pelvic Floor Dysfunct. 2009;20(9):1037–45.

[22] Haessler AL, Lin LL, Ho MH, et al. Reevaluating occult incontinence. Curr Opin Obstet Gynecol. 2005;17(5):535–40.

[23] Reena C, Kekre AN, Kekre N. Occult stress incontinence in women with pelvic organ prolapse. Int J Gynaecol Obstet. 2007;97(1):31–4.

[24] Sinha D, Arunkalaivanan AS. Prevalence of occult stress incontinence in continent women with severe genital prolapse. J Obstet Gynaecol. 2007;27(2):174–6.

[25] Migliorini GD, Glenning PP. Bonney's test—fact or fiction? Br J Obstet Gynaecol. 1987;94:157–9.

[26] Ellström Engh AM, Ekeryd A, Magnusson A, et al. Can de novo stress incontinence after anterior wall repair be predicted? Acta Obstet Gynecol Scand. 2011;90(5):488–93.

[27] Bergman A, Koonings PP, Ballard CA. Negative Q-tip test as a risk factor for failed incontinence surgery in women. J Reprod Med. 1989;34(3):193–7.

[28] Santoro GA, Wieczorek CI. Pelvic floor disorders. Berlin: Springer; 2010.

[29] Santoro GA, Wieczorek CI. Endovaginal ultrasonography: methodology and normal pelvic floor anatomy. Berlin: Springer; 2010.

[30] Dietz HP. Ultrasound imaging of the pelvic floor. Part I: two-dimensional aspects. Ultrasound Obstet Gynecol. 2004;23(1):80–92.

[31] Dietz HP, Haylen BT, Broome J. Ultrasound in the quantification of female pelvic organ prolapse. Ultrasound Obstet Gynecol. 2001;18(5):511–4.

[32] Dietz HP. Why pelvic floor surgeons should utilize ultrasound imaging. Ultrasound Obstet Gynecol. 2006;28(5):629–34.

[33] Santoro GA, Wieczorek AP, Dietz HP, et al. State of the art: an integrated approach to pelvic floor ultrasonography. Ultrasound Obstet Gynecol. 2011;37(4):381–96.

[34] Tunn R, Petri E. Introital and transvaginal ultrasound as the main tool in the assessment of urogenital and pelvic floor dysfunction: an imaging panel and practical approach. Ultrasound Obstet Gynecol. 2003;22(2):205–13.

[35] Haylen BT. Verification of the accuracy and range of transvaginal ultrasound in measuring bladder volumes in women. Br J Urol. 1989;64(4):350–2.

[36] Dietz HP, Velez D, Shek KL, et al. Determination of postvoid residual by translabial ultrasound. Int Urogynecol J. 2012;23(12):1749–52.

[37] Dicuio M, Pomara G, Menchini Fabris F, et al. Measurements of urinary bladder volume: comparison of five ultrasound calculation methods in volunteers. Arch Ital Urol Androl. 2005;77(1):60–2.

[38] Lekskulchai O, Dietz HP. Detrusor wall thickness as a test for detrusor overactivity in women. Ultrasound Obstet Gynecol. 2008;32(4):535–9.

[39] Pannu HK, Kaufman HS, Cundiff GW, et al. Dynamic MR imaging of pelvic organ prolapse: spectrum of abnormalities. Radiographics. 2000;20(6):1567–82.

[40] Kaufman HS, Buller JL, Thompson JR, et al. Dynamic pelvic magnetic resonance imaging and cystocolpoproctography alter surgical management of pelvic floor disorders. Dis Colon Rectum. 2001;44:1575–83. discussion 1583–1584.

[41] Yang A, Mostwin JL, Rosenshein NB, et al. Pelvic floor descent in women: dynamic evaluation with fast MR imaging and cinematic display. Radiology. 1991;179:25–33.

[42] Lienemann A, Anthuber C, Baron A, et al. Dynamic MR colpocystorectography assessing pelvic floor descent. Eur Radiol. 1997;7:1309–17.

第 5 章 盆腔器官脱垂患者尿动力学评估的时机及指征

Urodynamic Prolapse Assessment: When and Why

Andrea Braga　Martina Milanesi　Giulio Del Popolo　**著**

宋佼洋　王世言　苗娅莉　**译**

一、概述

尿动力学检查（urodynamic studies，UDS）在盆腔器官脱垂手术前的作用是有争议的，仍然是妇科泌尿学中争论最多的问题之一[1]。由于盆腔器官脱垂（pelvic organ prolapse，POP）和下尿路症状（lower urinary tract symptoms，LUTS）具有相似的病理生理机制，因此二者往往伴发。据报道，高达 96% 的 POP 患者出现 LUTS，其中以混合性尿失禁为主[1]。然而，学者们尚未就 UDS 在盆腔器官脱垂手术前的作用达成普遍共识，特别是涉及伴随症状性或隐匿性压力性尿失禁（stress urinary incontinence，SUI）的女性。即便使用复杂的功能强大的方法，如人工神经网络或多元线性回归，也无法根据症状和盆腔检查的结果准确诊断下尿路功能障碍[2]。无并发症的单纯 SUI 患者 UDS 的数据也存在矛盾和异质性[3, 4]。有关 UDS 在 POP 患者术前评估中作用的数据很少。国际尿失禁协会（International Consultation on Incontinence，ICI）针对 POP 诊疗最新建议，只有在 UDS 结果可能改变原本的治疗方案时，才推荐术前进行 UDS 检查[5]。很明显，UDS 可为接受盆腔器官脱垂手术的患者提供更多疾病信息，并有助于患者的咨询，尽管没有证据证明术前 UDS 可改变手术方案及疗效。当前争议是术前 UDS 是否真的能够及如何改变 POP 患者的手术方案及结果（图 5-1）。

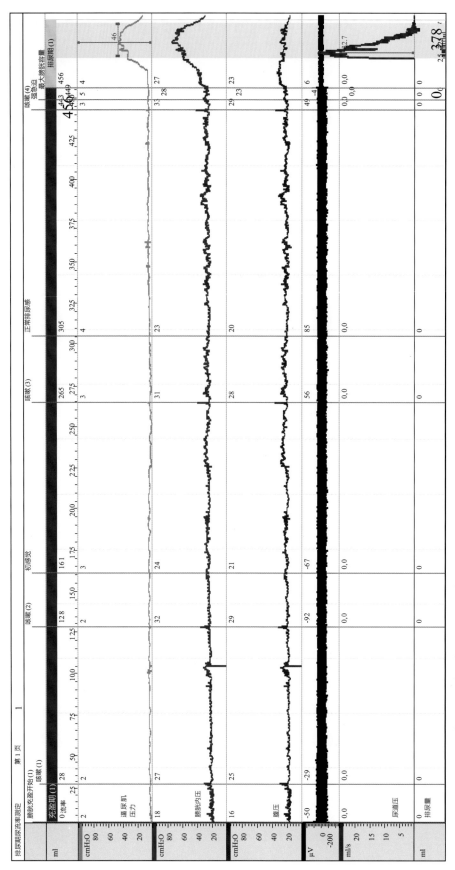

▲ 图 5-1 未复位盆腔器官脱垂患者术前尿动力学检查报告：膀胱压力 – 流率测定提示膀胱出口梗阻（bladder outlet obstruction, BOO）

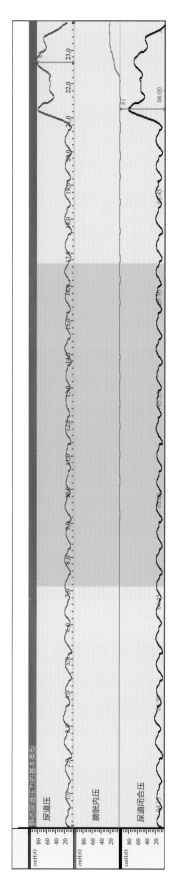

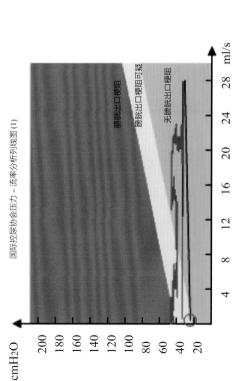

▲ 图 5-1 （续）　未复位盆腔器官脱垂患者术前尿动力学检查报告：膀胱压力 – 流率测定提示膀胱出口梗阻（bladder outlet obstruction, BOO）

二、盆腔器官脱垂和压力性尿失禁

2000 年，Weber 和 Walters 开发了决策分析模型，以评估合并 POP 和 SUI 症状患者术前基本门诊评估的成本效益，并将其与增加 UDS 评估的患者进行对比。研究结果显示，合并 POP 和 SUI 症状的患者术前进行 UDS 并不能提高治愈率，而且与基本门诊评估相比也不能提高成本效益[6]。联合手术的不良事件发生率增加（严重出血 / 大出血、膀胱穿孔、留置尿管时间延长，尿路感染）且费用更高[7]。但由于联合手术的益处超过其风险，所以仔细地选择患者至关重要。

许多设计良好的随机对照试验表明，无 SUI 的 POP 患者术中同时实施尿失禁手术降低了术后新发 SUI 的风险[8, 9]。在近期一项对比了阴道脱垂修补术和尿道中段吊带悬吊术的试验（OPUS 试验）中，将无压力性尿失禁的 POP 患者行阴道前壁修补术分为两组，其中一组术中实施无张力经阴道尿道吊带术（tension–free vaginal tape，TVT），对照组不实施 TVT 手术。在术后 12 个月时，吊带术组和对照组分别有 27.3% 和 43.0% 的患者出现尿失禁（允许后续治疗尿失禁）（$P=0.002$）。必须强调的是，虽然术前患者均无 SUI 症状，但术后这两组的新发尿失禁率都很高。吊带术组膀胱穿孔率（6.7% vs. 0%）、尿路感染率（31.0% vs. 18.3%），严重出血 / 大出血（3.1% vs. 0%）和排尿功能障碍（3.7% vs. 0%）发生率均高于对照组。作者估计，在无 SUI 症状的 POP 患者人群中，术后 12 个月时每 6.3 个预防性尿道吊带手术可预防 1 名脱垂修补术后新发压力性尿失禁。总之，作者认为如果术前 POP 患者伴随 SUI 症状，则术中进行尿道吊带术的益处可能大于风险；如果术前没有 SUI 症状，则风险 – 收益比例不确定[8]。支持 POP 患者术前进行 UDS 的作者经常声称，对没有 SUI 症状的患者，术前 UDS 检查可以证实隐匿性压力性尿失禁并有助于手术方式选择。此外，一些研究显示术前复位脱垂部位（半卧位，子宫托 / 海绵支架 / 纱布卷 / 窥器）UDS 检查对术后 SUI 的阴性预测值超过 90%[10]，上述研究结果是支持术前 UDS 的重要依据。

然而，上述研究结果尚存在争议，且术前 UDS 识别和确诊隐匿性 SUI 的方法尚未标准化，也不被普遍接受。AUA 指南不建议在评估女性 SUI 中应用腹部漏点压力和尿道压力曲线来预测 SUI 手术治疗效果[11]。2007 年，Roovers 和 Oelke[12] 回顾了盆腔器官脱垂手术患者应用 UDS 检查的作用和意义。他们指出约 50% 术前无 SUI 症状的盆腔器官脱垂患者为隐匿性 SUI。然而，作者强调目前尚不清楚哪种测试方法能够识别和区别隐匿性 SUI 和尿动力学 SUI。此外，还不清楚隐匿性 SUI 是否可以通过非尿动力学测试，如子宫托试验（pessary test）测试或斯姆斯窥器（Sims' speculum）来有效诊断。Roovers 和 Oelke[12] 还发现，联合脱垂和压力性失禁手术虽然具有尝试同时解决两个问题的优点，但也增加了不必要不良反应的风险，其中最常见的并发症是排尿功能障碍（voiding dysfunctions，VD）和逼尿肌过度活动（detrusor overactive，DO）。

关于这一主题的一项最新随机试验招募了 80 名 POP 合并隐匿性 SUI 患者，他们被随机分配到尿失禁吊带术组和非吊带手术组。24 个月后，作者观察到两组主观和客观结果相似。他们认为在脱垂修复手术时，伴随隐匿性 SUI 患者术中常规实施尿失禁吊带手术意义不确定。是否同时实施抗尿失禁手术应由临床医生和患者共同决策[13]。关于尿失禁手术的类型，我们可以从比较不同的尿路中段吊带手术的研究中获得指导，并不排除同时进行 POP 手术。根据尿道压力曲线图和（或）Valsalva 漏尿点压力诊断为尿道固有括约肌功能障碍症的压力性尿失禁患者，经耻骨后吊带比经闭孔吊带更合适[14]。由于耻骨后吊带的走行路径更接近于垂直尿道轴，因此对尿道周围产生更大的压迫并提供更好的支撑。

最近发表的一项系统评价纳入 7 项随机试验，对 POP 患者脱垂术中是否实施尿失禁手术进行了评估[7]。作者分别纳入了无尿路症状 POP 患者的研究和合并隐匿性 SUI 的 POP 患者的研究。有趣的是，这一 Meta 分析表明，在无尿失禁症状的患者中，联合手术降低了新发主观 SUI 的发生率和后续需要抗尿失禁手术。然而，实施尿失禁手术组术后新发客观 SUI 发生率与未实施尿失禁手术组相似。在隐匿性 SUI 亚组中，联合手术后客观 SUI 的发生率较低，但不良事件的发生率和长期留置尿管的发生率较高。结论似乎很明显，即使 UDS 能够使用经过验证和标准化的方法诊断隐匿性 SUI（目前并非如此），也没有科学证据表明联合手术总是适宜且经济的。因此，UDS 诊断仍不能绝对确定地改变手术选择。

三、POP 与尿急 / 急迫性尿失禁 / 排尿功能障碍

UDS 可以识别出有持续性或术后新发尿急 / 急迫性尿失禁（urgency incontinence，

UI）和排尿功能障碍（voiding dysfunctions，VD）风险的患者。已经证实使用抗毒蕈碱药物治疗伴随阴道前壁脱垂的 OAB 的治愈率显著降低[15]。这些症状与患者满意度差有关，因为大多数患者期望术后所有下尿路症状完全解决。术前逼尿肌过度活动（DO）[16]已被确定是 POP 术后持续性尿急和急迫性尿失禁的预测因素。Nguyen 等[17] 发现 2/3 的伴随症状性 DO 的 POP 患者在脱垂修补术后 DO 症状缓解。其他公认的预测因素包括较高的最大尿流率逼尿肌压力（$PdetQ_{max}$）[18] 和膀胱出口梗阻指数（$PdetQ_{max}-2Q_{max}$）[19, 20]。因此，尿动力学检查结果可以针对患者提供个体化咨询服务，以满足尿急 / 急迫性尿失禁的术后治疗（如抗毒蕈碱药物）。术前逼尿肌收缩力差与术后 VD 有关[16]。术前识别出可能发展为术后 VD 的患者有助于患者对术后有正确的期望值，并确定那些需术前指导间歇性清洁自我导尿（clean intermittent self-catheterization，CISC）或手术时留置耻骨上导尿管（自己无法执行 CISC）的患者。

结论：UDS 是一系列的客观检查，可提高我们对泌尿功能障碍及其与 POP 相互作用（如术前 DO 或隐匿性 SUI）的认识，但这些检查结果很少能够改变诊疗计划或手术方案。此外，矫正脱垂的手术不仅可以改善阴道脱垂症状，而且可以改善 OAB 症状，并能治愈伴发的 SUI。事实上，外科手术的目的不仅旨在重塑解剖结构，而且还旨在改善或维持盆底功能，包括肠道、膀胱和性活动。然而，UDS 可为外科医生提供有价值的信息，从而有可能改善决策的制定和患者的整体管理。尿动力学数据也可以帮助患者准确地评估手术的风险和益处，针对患者的适当期望提供最佳的术前咨询，并指导患者积极主动管理术后症状。因此，妇科泌尿医师需掌握基本的尿动力学知识。然而，我辈尚需努力设计更好的前瞻性随机研究，以提高我们对本章主题的理解和认识。

参 考 文 献

[1] Serati M, Giarenis I, Meschia M, Cardozo L. Role of urodynamics before prolapse surgery. Int Urogynecol J. 2015;26:165–8.

[2] Serati M, Salvatore S, Siesto G, Cattoni E, Braga A, Sorice P, et al. Urinary symptoms and urodynamic findings in women with pelvic organ prolapse: is there a correlation?

Results of an artificial neural network analysis. Eur Urol. 2011;60:253–60.

[3] Weber AM, Taylor RJ, Wei JT, Lemack G, Piedmonte MR, Walters MD. The cost–effectiveness of preoperative testing (basic office assessment vs. urodynamics) for stress urinary incontinence in women. BJU Int. 2002;89:356–63.

[4] Digesu GA, Hendricken C, Fernando R, Khullar V. Do women with pure stress urinary incontinence need urodynamics? Rology. 2009;74:278–81.

[5] Abrams P, Andersson KE, Apostolidis A, et al. Recommendation of the International Scientific Committee: evaluation and treatment of urinary incontinence, pelvic organ prolapse and faecal incontinence. In: Abrams P, Cardozo L, Wagg A, Wein A, editors. Incontinence: 6th International Consultation on Incontinence. Tokyo: ICUD–ICS; 2016. p. 2549–97.

[6] Weber AM, Walters MD. Cost–effectiveness of urodynamic testing before surgery for women with pelvic organ prolapse and stress urinary incontinence. Am J Obstet Gynecol. 2000;183:1338–47.

[7] van der Ploeg J, van der Steen A, Oude Rengerink K, van der Vaart C, Roovers J. Prolapse surgery with or without stress incontinence surgery for pelvic organ prolapse: a systematic review and meta–analysis of randomised trials. BJOG. 2014;121:537–47.

[8] Wei JT, Nygaard I, Richter HE, Nager CW, Barber MD, Kenton K, et al. A midurethral sling to reduce incontinence after vaginal prolapse repair. N Engl J Med. 2012;366:2358–67.

[9] Brubaker L, Nygaard I, Richter HE, Visco A, Weber AM, Cundiff GW, et al. Two–year outcomes after sacrocolpopexy with and without burch to prevent stress urinary incontinence. Obstet Gynecol. 2008;112:49–55.

[10] Srikrishna S, Robinson D, Cardozo L. Ringing the changes in evaluation of urogenital prolapse. Int Urogynecol J. 2011;22:171–5.

[11] Christian Winters J, Dmochowski RR, Goldman HB, Anthony Herndon CD, Kobashi KC, Kraus SR, Lemack GE, Nitti VW, Rovner ES, Wein AJ. Urodynamic studies in adults: AUA/ SUFU Guideline. J Urol. 2012. https://doi.org/10.1016/j.juro.2012.09.081.

[12] Roovers JP, Oelke M. Clinical relevance of urodynamic investigation tests prior to surgical correction of genital prolapse: a literature review. Int Urogynecol J. 2007;18:455–60.

[13] Schierlitz L, Dwyer PL, Rosamilia A, et al. Pelvic organ prolapse surgery with and without tension–free vaginal tape in women with occult or asymptomatic urodynamic stress incontinence: a randomised controlled trial. Int Urogynecol J. 2014;25:33–40.

[14] Schierlitz L, Dwyer PL, Rosamilia A, Murray C, Thomas E, De Souza A, et al. Three year follow–up of tension–free vaginal tape compared with transobturator tape in women with stress urinary incontinence and intrinsic sphincter deficiency. Obstet Gynecol. 2012;119:321–7.

[15] Salvatore S, Serati M, Ghezzi F, Uccella S, Cromi A, Bolis P. Efficacy of tolterodine in women with detrusor overactivity and anterior vaginal wall prolapse: is it the same? BJOG. 2007;114:1436–8.

[16] Araki I, Haneda Y, Mikami Y, Takeda M. Incontinence and detrusor dysfunction associated with pelvic organ prolapse: clinical value of preoperative urodynamic evaluation. Int Urogynecol J Pelvic Floor Dysfunct. 2009;20:1301–6.

[17] Nguyen JK, Bahatia NN. Resolution of motor urge incontinence after surgical repair of pelvic organ prolapse. J Urol. 2001;166:2263–6.

[18] Fletcher SG, Haverkorn RM, Yan J, Lee JJ, Zimmern PE, Lemack GE. Demographic and urodynamic factors associated with persistent OAB after anterior compartment prolapse repair. Neurourol Urodyn. 2010;29:1414–8.

[19] Lee DM, Ryu YW, Lee YT, Ahn SH, Han JH, Yum SH. A predictive factor in overactive bladder symptoms improvement after combined anterior vaginal wall prolapse repair: a pilot study. Korean J Urol. 2012;53:405–9.

[20] Abdullah B, Nomura J, Moriyama S, Huang T, Tokiwa S, Togo M. Clinical and urodynamic assessment in patients with pelvic organ prolapse before and after laparoscopic sacrocolpopexy. Int Urogynecol J. 2017;28(10):543–1549. [Epub ahead of print].

第三篇

治 疗
Treatment Options

第6章 盆底肌锻炼与脱垂：
预防还是治疗

Pelvic Floor Muscle Training and Prolapse:
Prevention or Treatment?

Antonella Biroli　Gian Franco Lamberti　著

高　蕾　孙秀丽　苗娅莉　译

盆腔器官脱垂（pelvic organ prolapse，POP）是一个很常见的问题，主要因为盆底支持组织功能减退导致盆腔器官下移。据统计，在45—85岁的女性中，按照POP-Q分期法[1]诊断为Ⅱ期及以上脱垂者高达40%，但是就医的只有10%～20%[2]。盆底肌锻炼（pelvic floor muscle training，PFMT）已被推荐用于POP的预防和治疗。

POP可能是没有任何症状的，尤其是当下移的器官仍在处女膜以上时；POP最明显的症状是阴道内的肿胀感或压迫感，其次是排尿和排便困难。据报道，症状性脱垂（感觉到或看到阴道膨出）的发生率为3%～12%[3]。

尿失禁和脱垂可以同时存在，但两者的关系尚不明确。事实上，虽然POP和压力性尿失禁（stress urine incontinence，SUI）有一些共同的危险因素，但也存在一些不同，比如SUI受家族史、肥胖影响更大一些，而POP和高龄、肥胖、分娩次数、巨大儿、产钳助产等因素关系更为密切[2]。

手术通过恢复正常解剖结构可以有效治疗POP，但存在复发可能，持续或新发的盆底症状会降低患者术后满意度。

PFMT可以增强盆底肌的肌力和功能，因此它可防止脱垂进展并改善脱垂症状，如阴道内肿胀感或压迫感，以及其他相关症状，比如尿失禁和大便失禁等。

PFMT可以考虑作为一线治疗，尤其轻度脱垂时。此外，在过去的十年中，尽管目前没有足够的证据支持围术期PFMT的疗效，但PFMT被提议用于增强POP患者的手术效果[4, 5]。

PFMT 几乎可以推荐给所有 POP 患者，目前没有发现不良反应。对于重度 POP 患者，PFMT 虽然不太可能治愈脱垂，但有助于改善她们的症状。

一、脱垂与康复的理论基础

和对照组相比，POP 患者在 PFM 最大收缩时产生的阴道闭合力较小[6]，脱垂也和产后 PFM 肌力下降有关[7]。PFMT 可以增强 PFM 的肌力，因此它在 POP 治疗中是一个不错的选择[8]，但是 PFMT 作用的真正机制尚不清楚。

PFMT 的作用机制主要包括两种假设[9]。

• 增强骨盆底的结构支撑，提高肛提肌板和盆腔器官的位置，缩小骨盆底出口，增加 PFM 张力和强度。

• 咳嗽或其他体力活动时，在腹压升高前以及腹压升高时，通过主动收缩 PFM 来预防盆腔器官下移。

这两种不同的假设意味着两种不同的治疗方法。

正如第一种假说所述，为了达到更好的骨盆底支持，康复治疗应遵循力量锻炼原则。每天至少锻炼 3 组，每组为 8~12 次的 PFM 收缩，尽可能用最大收缩力，每周锻炼 2~4 天[9]。

另外，如第二种假设所述，在腹压增加时收缩 PFM，为了对抗盆腔器官下移，我们有必要教患者主动收缩 PFM。这种 PFMT 被命名为"技巧性锻炼"[10]。将 PFMT 与增加腹压的不同运动（如咳嗽、打喷嚏、清嗓子、体力活动）联系起来，通过反复收缩来增强盆底肌力。此外，在多次重复锻炼后，这种对抗盆腔器官下移的主动性收缩可以转变为自动动作（协调性锻炼）。

盆底肌力量训练和技巧学习的锻炼均应体现在康复训练课程中。

但关于预防或治疗脱垂的最佳 PFMT 方案目前缺乏证据。PFMT 最初被提出是用于治疗女性尿失禁（A 级证据表明它是有效的）[11]，尽管很久以前就已经有大量的研究证实 PFMT 的有效性，但目前还没有 PFMT 的标准方案。最佳的收缩重复次数、每日锻炼次数、锻炼时间、持续收缩时间及锻炼形式仍在探索中[12]。PFMT 近年来被用于治疗盆腔器官脱垂，但是锻炼方案差异很大。

通常，力量锻炼需要正确的 PFM 收缩，应避免盆底肌收缩时屏气和其他肌肉的参与。不仅需要集中注意力于收缩阴道，还要注意收缩阴道的方向是向上向内。建议进行持续性和节律性 PFM 锻炼，一方面可以增强盆底肌的张力；另一方面，在咳嗽和体力运动时需要进行节律性盆底肌收缩以抵消腹压。PFMT 应该在不同的姿势下进行锻炼，从平躺、坐位到直立体位均可进行 PFMT。锻炼可以增加盆底肌的肌力、力量和耐力，促进神经肌肉运动。研究表明，女性经过短暂的 PFMT，主动收缩盆底肌能够抬高膀胱颈，而在强化锻炼后，膀胱颈无论在功能状态还是静息状态下都会升高[10, 13]。另外，PFMT 可以关闭肛提肌裂孔，提高膀胱和直肠的静息位置[14]。

一些学者建议 PFM 较弱（改良的牛津肌力评分为 0 级或 I 级）的患者使用生物反馈疗法或电刺激疗法[15]，尽管没有足够证据支持这种方法的有效性。

脱垂的预防和治疗是建立在盆底肌肉治疗的基础上，这是目前唯一有证据支持的康复治疗方式。然而，盆腔器官的位置取决于作用力和反作用力的平衡。在站立姿势和用力过程中，重力和腹压的增加是导致盆腔器官下移的原因，而筋膜和韧带对盆腔器官有"向上拉"的作用，且盆底肌肉对盆腔器官有"向上推"的作用。从这个角度来看，一个重要的值得讨论的问题是，减小向下压力的干预措施是否也是可行和有用的。

有学者提出，建立在胸腔活动基础上的呼吸锻炼与 PFM 收缩相结合，可以减少胸腔对盆腔器官向下的压力[16]。目前已有一些研究表明，POP 患者合并驼背的比例较高，并假设呼吸动力学的改变和相应的腹压升高是导致驼背的主要原因[17, 18]。在这个前提下，如果有数据可以证实，在 PFMT 中加入纠正驼背的姿势和胸腔闭合（如果可能存在的话）的干预可能是合理的。

有一些研究已经详细描述了用于咳嗽和用力时的不同锻炼形式[19]。实际上，咳嗽、打喷嚏和擤鼻涕这些动作主要是通过收缩肋间肌和膈肌，或者是通过收缩腹横肌、腹斜肌和盆底肌而用力呼气实现的。这两种不同的运动方式可以产生相同的效果，例如咳嗽的发生，就是在不同方向力的结果。咳嗽时增加的胸腔压力也会影响盆腔器官，但这些压力在多大程度上会产生"推挤"效应取决于运动方式。所以，在预防和治疗脱垂时，虽然目前没有相关研究的支持，教会患者如何咳嗽和用力仍是非常重要的[20]。

二、从康复学角度评估脱垂

脱垂是一种动态状态，尽管解剖和功能损伤是导致脱垂的原因，但它的临床表现形式是不同的，它可呈现不同的位置和状态。长时间站立引起的疲劳是晚上阴道肿胀感和压迫症状加重的原因；相反，夜间休息能够缓解早晨的阴道肿胀感。

对脱垂程度的评估通常是在患者最大屏气下进行，使盆腔器官达到脱垂最低点。目前推荐采用 POP-Q 分期法或其简化版对脱垂进行标准化量化评估[21]。在最大屏气时测量脱垂最低点来对脱垂分期（0～Ⅳ期）。因此，通常在最大屏气来描述脱垂程度。

从康复的角度来看，这样的评估是不完善的。实际上，要做一个正确的最大屏气动作（不单指 Valsava 动作），盆底肌应该放松。患者被要求用力屏气使脱垂部分脱出，这只能评估盆底被动支持系统部分。而康复治疗更多的是支持系统的主动部分，以 PFM 为基础，而它在 POP-Q 分期法中没有得到很好的功能性评估。另外，使用像改良牛津肌力这种有效的评估系统，来评估盆底肌力是很有必要的，但它无法评价 PFM 收缩对盆腔器官位置变化的影响。

最后，POP-Q 分期法不足以充分描述日常生活中脱垂表现（一天当中患者对感觉脱垂的程度有多大？患者是否能够通过 PFM 收缩或降低腹压来改善盆腔器官的下移？），这是康复的一个重要目标。针对脱垂患者的问卷调查，如 P-QOL[22]，则以患者为导向测量，有助于评估脱垂对患者的影响，而不是单纯评估脱垂本身。

脱垂评估可以通过依次评估不同条件下的脱垂行为来完成[23]。

- 在屏气用力时，按照传统的方式，确保患者能正确地向下推挤盆腔器官（有些患者在屏气时不能放松盆底肌，表现不协调）。

- 屏气用力后，评估脱垂是否自发向阴道内移动以及移动距离。虽然在屏气用力地时候，脱垂的表现是相似的，但是在放松时候，可以有不同的表现：有些脱垂能够立即缩回到阴道内较高的位置，而另一些则依然停留在较低的位置，尽管已经不再用力，但位置变化甚微。这些不同表现的原因目前尚不清楚，但回缩运动可能与骨盆底被动支持部分的剩余作用力和弹性有关。

- 在 PFM 收缩时，评估其对脱垂的作用。由于某些原因，可能观察不到其明显的作用，如盆底支持组织薄弱或盆底难以抵抗盆腔器官下降时。PFM 收缩对脱垂的影响可通过临床检查、超声和 MRI 来观察。

三、POP 康复证据

通常推荐保守治疗来改善 PFM 和盆底支持的功能，如 PFMT、阴道子宫托和生活方式干预（避免举重和减肥）[24, 25]。

患有 POP 的女性盆底肌力降低 [6, 26-28]，并且 POP 的严重程度似乎和 PFM 功能障碍呈正相关 [29, 30]；研究表明，在腹压增加之前和增加过程中，PFMT 可以通过收缩盆底肌来增强盆底肌力、持久性和协调性，从而支撑盆腔器官使其处于正常解剖位置 [25, 31]。

此外，PFMT 可显著增加 PFM 的结构性支撑 [32]。PFMT 没有不良反应。对 PFM 功能的解剖学认识为 PFM 的肌力锻炼有效预防和治疗 POP 提供了理论依据 [9]。

关于康复锻炼在脱垂治疗中的有效性，已经有各种各样的研究发表；其中有一些是初步研究，他们是针对少数人群或者其结论可能受到方法学局限性的影响 [33-38]。

在这些研究的基础上，PFMT 已经被证明能有效地降低阴道前后壁的解剖损伤，减轻 POP-Q 分期法中 I 期和 II 期患者的症状，改善患者因 POP 影响的性功能，明显改善生活质量并且在治疗结束后其疗效可维持 2 年。有一些作者认为，与"观察期待"的方法相比，PFMT 带来的好处不仅仅表现在改善临床症状的水平上 [39]。

比较一对一指导并结合自我指导手册进行 PFMT 和仅使用自我指导手册进行 PFMT 两组患者的治疗效果，发现一对一指导 PFMT 组的 POP 症状有着更大程度的改善 [40]。

一项试验 [33] 纳入 654 名年龄超过 60 岁的 POP 患者，分为两组，治疗组采取 PFMT 治疗和饮食建议（食用大量的液体和蔬菜，以避免便秘以及由此引起的在排便时向下用力），对照组未进行 PFMT 治疗，经过 24 个月的治疗和随访发现未接受 PFMT 治疗的患者 POP-Q 分期法进一步升高。

广义上来说，文献报道中的随机对照试验（RCT）通过比较研究 PFMT 联合日常生活行为改变与单独行为改变的疗效。

所有这类研究都强调 PFMT 与行为改变相结合有利于临床症状的改善；行为改变通常包括进行一些动作，在预期腹压增加时收缩骨盆会阴肌肉，同时建议排便时不要向下用力[41, 42]，以及日常的生活方式建议（减少繁重活动和减肥）[41, 43-45]。

遗憾的是，目前尚无数据将单纯的行为改变与无行为治疗进行比较，因此，我们还没有关于单纯改变生活方式是否有效的数据。

大规模临床试验已经证实，PFMT 可以改善主观症状，并促进解剖上的改善[40, 46]。尽管没有精确的分析其他保守治疗的作用，但 PFMT 治疗 24 个月的预后要比"观察期待"好[47]。

最近的一项临床试验证实了坚持 PFMT 锻炼 12 个月的益处，强调了 PFMT 锻炼对于不同类型和程度的脱垂会产生不同的疗效以及对脱垂本身的自然进程可能产生积极影响。临床症状的缓解是临床试验的主要终点目标；这是可以激励一个人开始康复治疗的主要动力因素，并且实际上无须与脱垂的解剖学改善相关联。另外，并不是所有进行治疗性 PFMT 锻炼的女性都有改善，作者认为必须进一步明确康复训练的标准，以优化其疗效[48]。

一项 Meta 分析证实了 PFMT 的有效性，该 Meta 分析提出了一种假设，即可以通过长时间高强度锻炼，增加肌肉力量和耐力来实现脱垂症状和程度的改善[49]。

到目前为止，文献中还没有具体的科学证据证实 PFMT 在预防和治疗脱垂中的有效性。

关于 PFMT 预防和治疗初产妇 POP 的研究结果自相矛盾。最近的一项随机对照试验报告显示，经阴道分娩初产妇的 POP 程度或膀胱颈位置，PFMT 组和对照组没有显著差异[50]。另一项研究报告显示，产后 12 年脱垂症状的发生率或客观测量的 POP 指标在 PFMT）组和对照组之间没有明显差异[51]。

考虑到 POP 的手术治疗很常见，研究 PFMT 和脱垂手术之间的关系会让人很感兴趣。

一项前瞻性的非随机研究表明[52]，在受 POP 影响的女性中，手术治疗比保守治疗组脱垂症状改善更明显。

文献中现有的数据表明，无论 PFMT 是否与行为治疗相结合，都不能改善手术治疗的结果[15, 53, 54]。一项 PFMT 阳性结果的研究提示，该结果需要更多的临床数据来证实[55]。

最后，2011 年发表的一篇 Cochrane 系统回顾[56]认为 PFMT 用于治疗女性 POP 可以"显著改善脱垂症状和 POP 的严重程度"，但"有必要从高质量的随机试验中获取可靠的证据"；最近更新的随机对照试验文献检索[8] 证实，PFMT 可能改善脱垂症状和降低脱垂的严重程度（证据级别 1，推荐等级 A）。

参 考 文 献

[1] Slieker–ten Hove MC, Pool–Goudzwaard AL, Eijkemans MJ, et al. The prevalence of pelvic organ prolapse symptoms and signs and their relation with bladder and bowel disorders in a general female population. Int Urogynecol J Pelvic Floor Dysfunct. 2009;20(9):1037–45.

[2] Rodriguez–Mias N, Martinez–Franco E, Aguado J, et al. Pelvic organ prolapse and stress urinary incontinence, do they share the same risk factors? Eur J Obstet Gynecol Reprod Biol. 2015;190:52–7.

[3] Nygaard I, Barber MD, Burgio KL, et al. Prevalence of symptomatic pelvic floor disorders in US women. JAMA. 2008;300(11):1311–6.

[4] Zhang FW, Wei F, Wang HL, et al. Does pelvic floor muscle training augment the effect of surgery in women with pelvic organ prolapsed? A systematic review of randomized controlled trials. Neurourol Urodyn. 2016;35(6):666–74.

[5] Lakeman MM, Koops SE, Berghmans BC, et al. Peri–operative physiotherapy to prevent recurrent symptoms and treatment following prolapsed surgery: supported by evidence or not? Int Urogynecol J. 2013;24(3):371–5.

[6] De Lancey JO, Morgan D, Fenner DE, et al. Comparison of levator ani muscle defects and function in women with and without pelvic organ prolapsed. Obstet Gynecol. 2007;109:295–302.

[7] Diez–Itza I, Arrue M, Ibanez L, et al. Postpartum impairment of pelvic floor muscle function: factors involved and association with prolapsed. Int Urogynecol J. 2011;22:1505–11.

[8] Dumoulin C, Hunter KF, Moore K, et al. Conservative management for female urinary incontinence and pelvic organ prolapse review 2013: Summary of the 5th International Consultation on Incontinence. Neurourol Urodyn. 2016;35(1):15–20.

[9] Bo K. Can pelvic floor muscle training prevent and treat pelvic organ prolapsed? Acta Obstet Gynecol Scand. 2006;85(3):263–8.

[10] Miller JM, Perucchini D, Carchidi LT, et al. Pelvic floor muscle contraction during a cough and decreased vesical neck mobility. Obstet Gynecol. 2001;97(2):255–60.

[11] Moore K, Domoulin C, Bradley C, et al. Adult conservative management. In: Abrams P, Cardozo L, Khouri AE, Wein A, editors. International consultation on urinary incontinence. 5th ed. Plymbridge: Health Publications Ltd; 2013. p. 1101–95.

[12] Hay–Smith J, Herderschee R, Dumoulin C, et al. Comparisons of approaches to pelvic floor muscle training for urinary incontinence in women: an abridged Cochrane systematic review. Eur J Phys Rehabil Med. 2012;48(4):689–705.

[13] Balmforth JR, Mantle J, Bidmead J, et al. A prospective observational trial of pelvic floor muscle training for female stress urinary incontinence. BJU Int. 2006;98(4): 811–7.

[14] Braekken IH, Majida M, Engh ME, et al. Can pelvic floor muscle training reverse pelvic organ prolapse and reduce prolapsed symptoms? An assessor–blinded, randomized, controlled trial. Am J Obstet Gynecol. 2010;203:170e1–7.

[15] Frawley HC, Phyllips BA, Bo K, et al. Physiotherapy as an adjunct to prolapsed surgery: an assessor–blinded randomized controlled trial. Neurourol Urodyn. 2010;29: 719–25.

[16] Calais–Germain B. Le périnée feminine et l'accouchement. Désiris ed. Paris; 2000.

[17] Lind LR, Lucente V, Kohn N. Thoracic kyphosis and the prevalence of advanced uterine prolapse. Obstet Gynecol. 1996;87(4):605–9.

[18] Nguyen J, Lind R, Choe J, McKindesy F, et al. Lumbosacral spine and pelvic inlet changes associated with pelvic organ prolapsed. Obstet Gynecol. 2000;95: 332–6.

[19] Sapsford R. Rehabilitation of pelvic floor muscles utilizing trunk stabilization. Man Ther. 2004;9(1):3–12.

[20] De Gasquet B. Abdominaux: arretez le massacre. Marabout ed. Paris, 2005.

[21] Bump RC, Mattiasson A, Bo K, et al. The standardization of terminology of female pelvic organ prolapse and pelvic floor dysfunction. Am J Obstet Gynecol. 1996;175(1):10–7.

[22] Di Gesu GA, Khullar V, Cardozo L, et al. P–QOL: a validated questionnaire to assess the symptoms and quality of life of women with urogenital prolapse. Int Urogynecol J Pelvic Floor Dysfunct. 2005;16(3):176–81.

[23] Biroli A. Prolasso genitale e riabilitazione: quale rapporto? Ital J Rehab Med MR. 2006;20:269–75.

[24] BφK. Pelvic floor muscle training in treatment of female stress urinary incontinence, pelvic organ prolapse and sexual dysfunction. World J Urol. 2012;30:437–43.

[25] Aponte MM, Rosenblum N. Repair of pelvic organ prolapse: what is the goal? Curr Urol Rep. 2014;15:385.

[26] Samuelsson EC, Victor FT, Tibblin G, et al. Signs of genital prolapse in a Swedish population of women 20 to 59 years of age and possible related factors. Am J ObstetGynecol. 1999;180:299–305.

[27] Ashton–Miller JA, DeLancey JO. Functional anatomy of the female pelvic floor. In: Bo K, Berghmans B, Morkved S, Kampen MV, editors. Evidence–based physical therapy for the pelvic floor. St Louis: Elsevier; 2007. p. 19–33.

[28] Slieker–ten Hove M, Pool–Goudzwaard A, Eijkemans M, et al. Pelvic floor muscle function in a general population

of women with and without pelvic organ prolapse. Int Urogynecol J. 2010;21:311–9.

[29] DeLancey JO. The hidden epidemic of pelvic floor dysfunction: achievable goals for improved prevention and treatment. Am J Obstet Gynecol. 2005;192:1488–95.

[30] Chen L, Ashton–Miller JA, Hsu Y, et al. Interaction among apical support, levator ani impairment, and anterior vaginal wall prolapse. Obstet Gynecol. 2006;108:324–32.

[31] Alas AN, Anger JT. Management of apical pelvic organ prolapse. Curr Urol Rep. 2015;16:33.

[32] Culligan PJ. Nonsurgical management of pelvic organ prolapse. Obstet Gynecol. 2012;119:852–60.

[33] Piya–Anant M, Therasakvichya S, Leelaphatanadit C, et al. Integrated health research program for the Thai elderly: prevalence of genital prolapse and effectiveness of pelvic floor exercise to prevent worsening of genital prolapse in elderly women. J Med Assoc Thai. 2004;85:509–15.

[34] Ghroubi S, Kharrat O, Chaari M, et al. Effect of conservative treatment in the management of low–degree urogenital prolapse. Ann Readapt Med Phys. 2008;51:96–102.

[35] Hagen S, Stark D, Glazener C, et al. A randomized controlled trial of pelvic floor muscle training for stages I and II pelvic organ prolapse. Int Urogynecol J Pelvic Floor Dysfunct. 2009;20(1):45–51.

[36] Stüpp L, Resende AP, Oliveira E, et al. Pelvic floor muscle training for treatment of pelvic organ prolapse: an assessor–blinded randomized controlled trial. Int Urogynecol J. 2011;22:1233–9.

[37] Alves FK, Riccetto C, Adami DB, et al. A pelvic floor muscle training program in postmenopausal women: a randomized controlled trial. Maturitas. 2015;81:300–5.

[38] Brækken IH, Majida M, Ellström Engh M, et al. Can pelvic floor muscle training improve sexual function in women with pelvic organ prolapse? A randomized controlled trial. J Sex Med. 2015;12:470–80.

[39] Wiegersma M, Panman CM, Kollen BJ, et al. Effect of pelvic floor muscle training compared with watchful waiting in older women with symptomatic mild pelvic organ prolapse: randomised controlled trial in primary care. BMJ. 2014;349:g7378.

[40] Kashyap R, Jain V, Singh A. Comparative effect of 2 packages of pelvic floor muscle training on the clinical course of stage I–III pelvic organ prolapsed. Int J Gynecol Obstet. 2013;121:69–73.

[41] Miedel A, Tegerstedt G, Maehle–Schmidt M, et al. Non obstetric risk factors for symptomatic pelvic organ prolapse. Obstet Gynecol. 2009;113:1089–97.

[42] Saks EK, Harvie HS, Asfaw TS, et al. Clinical significance of obstructive defecatory symptoms in women with pelvic organ prolapse. Int J Gynaecol Obstet. 2010;111(3):237–40.

[43] Braekken IH, Majida M, Ellstrom Engh M, et al. Pelvic floor function is independently associated with pelvic organ prolapse. BJOG. 2009;116:1706–14.

[44] Whitcomb EL, Lukacz ES, Lawrence JM, et al. Prevalence and degree of bother from pelvic floor disorders in obese women. Int Urogynecol J Pelvic Floor Dysfunct. 2009;20(3):289–94.

[45] Washington BB, Erekson EA, Kassis NC, et al. The association between obesity and stage II or greater prolapse. Am J Obstet Gynecol. 2010;202:503.

[46] Braekken I, Majida M, Engh ME, et al. Morphological changes after pelvic floor muscle training measured by 3–dimensional ultrasonography. Obstet Gynecol. 2010;115:317–24.

[47] Panman C, Wiegersma M, Kollen BJ, et al. Two–year effects and cost–effectiveness of pelvic floor muscle training in mild pelvic organ prolapse: a randomised controlled trial in primary are. BJOG. 2016. https://doi.org/10.1111/1471–0528.13992.

[48] Hagen S, Stark D, Glazener C, et al. Individualised pelvic floor muscle training in women with pelvic organ prolapse (POPPY): a multicentre randomised controlled trial. Lancet. 2014;383:796–806.

[49] Li C, Gong Y, Wang B. The efficacy of pelvic floor muscle training for pelvic organ prolapse: a systematic review and meta–analysis. Int Urogynecol J. 2016;27(7):981–92.

[50] Bø K, Hilde G, Stær–Jensen J, et al. Postpartum pelvic floor muscle training and pelvic organ prolapse—a randomized trial of primiparous women. Am J Obstet Gynecol. 2015;212(1):38. e1–7.

[51] Glazener CMA, McArthur C, Hagen S, et al. Twelve–year follow–up of conservative management of postnatal urinary and fecal incontinence and prolapsed outcomes: randomised controlled trial. BJOG. 2014;121:112–20.

[52] Hullfish KL, Bovbjerg VE, Gurka MJ, et al. Surgical versus nonsurgical treatment of women with pelvic floor dysfunction: patient centered goals at 1 year. J Urol. 2008;179(6):2280–5.

[53] Barber MD, Brubaker L, Burgio KL, et al. Comparison of 2 transvaginal surgical approaches and perioperative behavioral therapy for apical vaginal prolapse: the OPTIMAL randomized trial. JAMA. 2014;311:1023–34.

[54] Pauls R, Crisp CC, Novicki K, et al. Pelvic floor physical therapy: impact on quality of life 6 months after vaginal reconstructive surgery. Female Pelvic Med Reconstr Surg. 2013;1:34–9.

[55] McClurg D, Hilton P, Dolan L, et al. Pelvic floor muscle training as an adjunct to prolapse surgery: a randomised feasibility study. Int Urogynecol J. 2014;25:883–91.

[56] Hagen S, Stark D. Conservative prevention and management of pelvic organ prolapse in women. Cochrane Database Syst Rev. 2011;12:CD003882.

第 7 章　子宫托：需要重新认识的治疗方法

Pessary: A Rediscovered Tool

Elena Cattoni　Paola Sorice　Linda Leidi–Bulla　**著**

刘天航　孙秀丽　苗娅莉　**译**

一、子宫托应用发展史

盆腔器官脱垂（pelvic organ prolapse, POP）是以盆腔下坠感和阴道脱出物为主要临床症状的常见的盆底疾病，其典型临床症状严重困扰和影响患者的生活质量（quality of life, QoL）。多达 69% 的盆腔器官脱垂患者通常伴发其他类型的盆底疾病，例如各种类型的泌尿、排便和（或）性功能障碍[1, 2]，伴发其他盆底疾病的情况通常取决于脱垂的类型和程度。POP 的治疗目的是缓解患者的主诉和临床症状。因此，无论医生检查的结果如何，除非需临床随访，否则没有特定临床症状都不需要任何治疗。对于症状性盆腔器官脱垂患者，除了外科手术，尚可以采用保守治疗来改善患者的临床症状，例如子宫托、盆底肌肉训练和改善生活方式等。

直到 19 世纪初，在无菌技术出现以及外科手术和麻醉技术改进之前，子宫托一直被认为是症状性盆腔器官脱垂的主要治疗手段。与不同的骨盆重建手术技术的创新形成鲜明对比的是，多年来子宫托的使用方法并未发生重大变化，尽管如此，它仍然是最常见的非手术治疗方法。

"pessary" 一词来自希腊语 "pessós"，意思是一种类似跳棋游戏棋子的椭圆形石头，最初用于置入骆驼的子宫中以防止受孕[3, 4]。早在公元前 5 世纪，希波克拉底（Hippocrates）在第一部有记载的医学著作中就提到了用于支撑阴道壁和防止盆腔器官脱垂的保守医疗器械子宫托（图 7-1）。两位希腊医生描述了最早使用的 "子宫托"，Polybus 建议在阴道中放置半个石榴，而 Soranus 建议使用的是用醋浸泡过的亚麻棉球

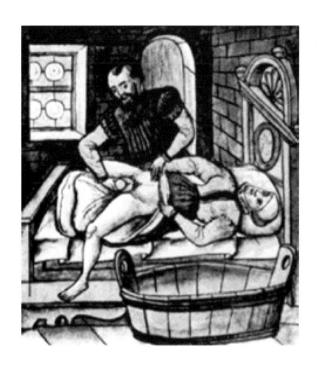

◀ 图 7-1　使用自然物体置入阴道内复位阴道脱垂[6]

和一块牛肉[3]。无论如何，第一批专用设备实际上是到 16 世纪才设计出来的。几个世纪以来，人们使用过不同的材料，从天然物体（包括水果、蜡覆盖的软木塞或海绵）开始，直到天然金属（如金、银和黄铜）。这些装置有时还被连接在会阴带上，并通过腰带系在腰间以支撑阴道壁[5]。

二、治疗盆腔器官脱垂的子宫托

使用子宫托的目的是通过将一种阴道内装置放入阴道内，以缓解阴道内盆腔脏器脱出，预防解剖缺陷恶化，降低临床症状的发生频率和严重程度，避免或延迟手术。

使用子宫托的禁忌证很少，临床医生可向大多数盆腔脱垂患者推荐使用子宫托进行治疗。如果患者伴随不明原因的异常阴道出血、自主行动受限妨碍患者自我管理能力或影响后续随访依从性差，则应避免使用子宫托治疗。事实上，子宫托的主要禁忌证是无法按期随访，定期随访对于避免进一步的并发症很重要。因此，在决定使用子宫托治疗之前，应考虑任何可能导致子宫托被忽视的疾病，例如痴呆症或缺乏适当家庭或医疗看护。此外，严重的阴道萎缩、持续存在的阴道黏膜糜烂或溃疡、活动性外阴阴道感染是使用子宫托相对的禁忌证，上述情况改善后可以考虑子宫托治疗。

子宫托适用于有手术禁忌证的患者，如因并发症手术高风险患者或尚未生育的年轻患者。此外，许多妇女由于害怕手术或由于既往手术修复失败而对手术缺乏信心，可能希望进行非手术治疗[7,8]。

有证据[9]显示子宫托可作为诊断方法用于预测 POP 手术疗效，也可用于预测 POP 患者术后隐匿性压力性尿失禁发生率。子宫托也可以在术前的尿动力学检查中使用[10]或作为等待手术时的临时治疗方法[11]。

妊娠期盆腔器官脱垂的发生率目前尚不清楚。在子宫逐渐增大的情况下，子宫托可以暂时缓解脱垂症状，直到分娩或脱垂改善为止。有文献报道子宫托可减少妊娠期盆腔器官脱垂，其具有预防和治疗两种疗效[12]。

虽然使用子宫托的主要原因是缓解患者 POP 症状，但子宫托也可以设计用于治疗伴有或不伴有 POP 的压力性尿失禁（stress urinary incontinence，SUI）。随机对照试验（randomized controlled trials，RCT）的证据有限，无法判断使用尿失禁型子宫托是否比没有治疗更有益，或者尿失禁型子宫托在缓解尿失禁症状方面是否更有效[13]。在英国进行的一项多学科调查指出，为 POP 患者（100%）和 SUI 患者（55.7%）提供子宫托护理的专业人员比例存在很大差异[14]。

子宫托的另一种用途是用于由于盆底肌力减弱阴裂增大导致阴吹的患者[15]。

如今，在日常临床实践中应使用硅胶材质的子宫托。硅胶由于其良好的特性而具有许多优点：不吸收分泌物和气味、半衰期长、耐高压，可重复清洗、惰性、低致敏性和非致癌性[4,5]。由于使用橡胶制和乳胶制的子宫托已很少应用，因此在选择合适的子宫托时，其样式和尺寸是要考虑的主要方面。由于患者的个体差异以及各种类型子宫托的形状和尺寸不同，需要个性化选择。影响子宫托类型和型号选择的主要因素包括性行为、脱垂的类型、脱垂的程度、自我管理能力和配合随访的能力。

子宫托主要可分为两种类型：支撑型和空间型子宫托。市场上有很多类型和型号的子宫托（图 7-2），但实际上广泛使用的子宫托只有很少的几种类型（图 7-3）[16]。这种现实情况归因于有些类型的子宫托使用需要进行更多培训来培养患者的信心，新型子宫托推广和使用的费用因素，或者只是某些临床医生的偏好等[14]。

支撑型子宫托利用弹簧机制支撑脱垂结构，适合于安放在后穹窿和耻骨联合后方之间。环型子宫托是最常用的支撑型子宫托[14,17]，适用于初次使用子宫托的患者，也是医生和患者最容易接受使用的类型，特别适合于期望自我管理子宫托使用的患

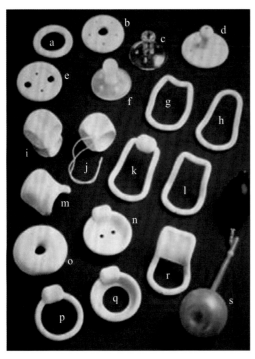

◀ 图 7-2　各种类型的子宫托

a. 环形；b. Shaatz 形；c. 牛角形 / 茎柄形；d. 牛角形 / 茎柄形；e. 环膜形；f. 牛角形 / 茎柄形；g. Risser 形；h. Smith 形；i. 串联立方体；j. 立方形；k. 尿失禁 Hodge 形；l. Hodge 形；m. 马鞍形；n. 尿失禁环膜形；o. 甜甜圈形；p. 尿失禁环形 . q. 尿失禁盘形；r. 尿失禁 Hodge 形；s. 充气球形（乳胶）（感谢米勒斯公司库珀外科部提供的产品照片，康涅狄格州特兰伯尔镇）

▼ 图 7-3　经常用到的各型子宫托

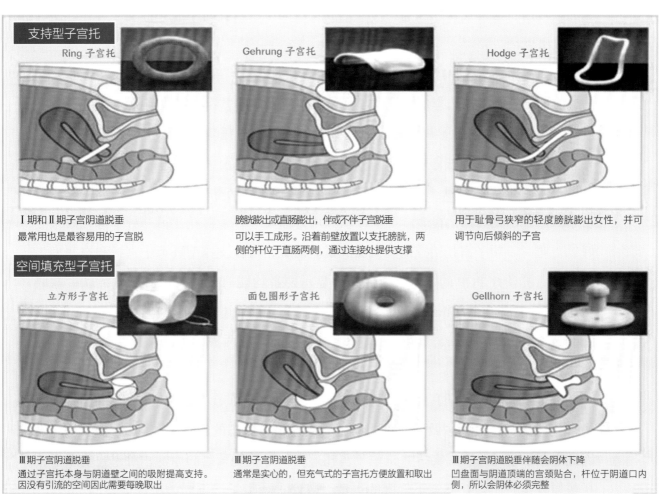

支持型子宫托

Ring 子宫托

Ⅰ期和Ⅱ期子宫阴道脱垂
最常用也是最容易用的子宫脱

Gehrung 子宫托

膀胱膨出或直肠膨出，伴或不伴子宫脱垂
可以手工成形。沿着前壁放置以支托膀胱，两侧的杆位于直肠两侧，通过连接处提供支撑

Hodge 子宫托

用于耻骨弓狭窄的轻度膀胱膨出女性，并可调节向后倾斜的子宫

空间填充型子宫托

立方形子宫托

Ⅲ期子宫阴道脱垂
通过子宫托本身与阴道壁之间的吸附提高支持。因没有引流的空间因此需要每晚取出

面包圈形子宫托

Ⅲ期子宫阴道脱垂
通常是实心的，但充气式的子宫托方便放置和取出

Gellhorn 子宫托

Ⅲ期子宫阴道脱垂伴随会阴体下降
凹盘面与阴道顶端的宫颈贴合，杆位于阴道口内侧，所以会阴体必须完整

者[18, 19]。由于环形子宫托中间无隔膜，因此可以佩戴子宫托性交，也便于引流阴道分泌物。因此环形子宫托可以在阴道中保留更长时间，而无须每天取出[3]。它的缺点是子宫颈可能从环中脱出。盘型子宫托具有支撑隔膜，隔膜中央有孔便于引流阴道分泌物，佩戴盘型子宫托的情况下无法性交。尿失禁环型子宫托的安装方法与环形子宫托相同，应将突出的球部放置在耻骨联合下方的尿道下方，理想情况下应位于尿道与膀胱的交界处。

空间型子宫托支撑阴道壁的作用机制与支撑型子宫托不同：空间型子宫托无须放置于耻骨联合后方即可实现支撑阴道壁的疗效。牛角形和立方形子宫托通过吸附在阴道壁表面来保持其位置，而甜甜圈型子宫托依靠占据并填充阴道空间实现其功能，只要子宫托直径大于生殖裂孔（genital hiatus，GH）即可。传统上，空间型子宫托用于治疗较严重的脱垂[20, 21]或支撑型子宫托治疗失败的脱垂。由于空间型子宫托依靠更大的摩擦力或阴道壁吸附机制实现功能，更容易导致阴道黏膜糜烂/溃疡，因此有必要进行更加频繁的日常自我管理和随访[22, 23]。放置空间型子宫托时不允许性交，可在性交前将其取出[22, 24]。

尽管使用子宫托治疗POP已得到广泛认可，但关于空间型子宫托与支撑型子宫托的适应证[22, 25]，以及选择使用常规子宫托还是使用根据患者特定缺陷部位[17]或脱垂特点[26]定制的子宫托尚无共识。通常临床医生依据子宫托制造商的指导原则、专家意见、个人经验或患者的喜好来选择子宫托的类型[5]。目前关于子宫托的随机对照试验证据有限[25]，无法判断子宫托治疗是否优于其他治疗方法，比如其他保守治疗[27]或手术治疗，也无法评估在缓解脱垂症状作用方面某一种子宫托比另一种子宫托效果更好[25]。唯一一项子宫托治疗的随机交叉试验研究，对比支撑型环形子宫托和空间型牛角形子宫托治疗POP的疗效，研究结果显示两者均能有效改善患者脱垂症状，盆底功能障碍问卷（pelvic floor distress inventory，PFDI）和盆底障碍影响简易问卷（pelvic floor impact questionnaire，PFIQ）评分均显著提高，且两种子宫托临床疗效无显著性差异[25]。

由于不同品牌的子宫托尺寸大小存在差异，故本章节不详细讨论子宫托的尺寸。子宫托的试戴过程无法做到绝对准确，阴道容积和形态的测量也无法做到绝对准确，因此定制子宫托并不现实[28]。试戴子宫托遵循的是反复试错的原则，对未曾使用子宫托或佩戴某种子宫托感觉不舒服的患者，建议进一步尝试不同大小或类型的子宫托，文献报道每位患者平均要尝试 3.5 个子宫托方可能挑选到适合自己的子宫托[29]。

初次就诊时，应分别在膀胱截石位和站立位下检查患者在静息和屏气状态下盆腔器官脱垂的程度。适合的子宫托应大小适中，既不能太小导致脱落又不能太大引起患者压迫感、不适或疼痛感。因此，适合每一位患者的子宫托最佳型号是不会脱落的最小尺寸[30]。通常，适合的子宫托尺寸是可以允许检查手指在子宫托与阴道壁之间顺畅通过。适合的子宫托在 Valsalva 动作中不会掉出，且不妨碍排尿和排便。首次使用子宫托后，必须密切随访和评估。

三、疗效

子宫托不仅仅能够显著改善脱垂症状[19, 31, 32]，而且能够改善肠道[33, 34]和泌尿道症状，如排尿困难、尿频、尿急和急迫性尿失禁[34-36]。但是，有 4%～21% 既往无尿路症状的患者在放置子宫托 2 个月内出现下尿路症状的问题[37]，可能由于脱垂掩盖了隐匿性压力性尿失禁症状，随着脱垂症状的缓解，SUI 症状随之显现[22, 35, 38]。脱垂症状的改善能够明显提高患者生活质量（QoL）[6]和患者性功能评分[24]，由此患者对子宫托治疗的满意度也较高。应充分告知患者，性功能并不会因使用子宫托而受到负面影响[24, 34]，并及时随访。

目前文献中有关子宫托治疗盆腔器官脱垂疗效的数据以及科学价值都很有限：大多数发表的论文都是回顾性的，随访时间短，均少于 12 个月；由于很少使用经过验证的问卷调查盆底功能障碍症状[19, 25, 32, 34]，对治疗成功的定义不同，使用的子宫托类型不同，随访和管理方式的不同，无论前瞻性或回顾性队列研究获得的数据均难以比较；和其他脱垂治疗方法的对比研究罕见，且无随机对照试验（randomized controlled trial，RCT）评估研究[6, 27, 39]。

即使目前尚无妇科泌尿协会认可的基于循证医学证据的子宫托管理指南[40]，但子宫托仍然是一种简单、廉价、可行和实用的方法。手术治疗是盆腔器官脱垂治疗的必要且常见方法。据估计，接受 POP 或尿失禁手术的终生风险为 11%[41]。由于世界人口的老龄化，人们对 POP 保守治疗方法有了新的兴趣，保守治疗是手术的有效替代方法。Abdool 及其同事[42]的研究证明，短期随访结果显示，与手术相比，子宫托在改善患者症状方面同样有效；但是 Mamik 等[43] 研究发现，接受手术的患者在客观指标上的改善更为明显，且对比患者自己设定的治疗目标，手术疗效更好。

患者最终可能选择间断使用子宫托[44]。有人认为，子宫托可能阻止 POP 分期的进展或改善脱垂严重程度[4]。机制可能包括子宫托对盆腔器官的支撑可以被动拉伸盆底肌肉，继而改善了肛提肌功能[45-47]，或局部炎症导致阴道纤维化。

四、患者特点与子宫托的选择

通过对妇科医生进行的数个调查发现，87%～98% 的临床医生包括全科医生和妇科泌尿医生，在其临床实践中使用子宫托[17, 26, 48]，其中 77% 的医生将子宫托视为 POP 的一线治疗方案[26]。然而尽管子宫托具有易用性、正确佩戴时不良反应小及成本低等优点，对于是否首先尝试子宫托治疗 POP 尚缺乏共识[21, 44]。

研究显示每个月平均仅安装 2.4～5 个子宫托，平均有 2.9 种不同类型[14, 17]。尽管妇科医生在临床实践中广泛使用子宫托，他们要么不经常仔细解释使用子宫托，要么患者不愿轻易接受子宫托治疗。这些数据可以解释为什么患者参加子宫托的临床研究是具有挑战性的[49]。

应详细告知患者手术治疗和非手术治疗两种方案的风险和益处，然后由患者来选择治疗方法[30]。在告知患者外科手术和保守治疗两种方案后，大多数患者选择从保守治疗开始[8, 11, 17]。部分人从一开始就想要保守治疗，也有人是在接受治疗方法咨询后改变了主意[7, 50]。在以保险为基础的医疗体系中，由于缺乏足够的保险范围，那些负担不起手术费用的患者更有可能改变主意并选择保守疗法[7, 50]。相反，75% 计划接受手术的患者可以试戴子宫托，她们更希望快速缓解症状而不是等待更长时间[7, 51]。但是，首选手术治疗的患者即便佩戴了子宫托，她们也更可能停止使用子宫托[35]。

关于子宫托的文献主要集中在治疗方面（患者满意度、成功试戴、停止使用、疗效和并发症发生率）上，而影响患者和医生选择治疗方法本身的因素则很少研究[51]，并且结果经常是不一致且有争议的[38]。即便如此，特定的个人特征仍可以帮助预测是否能够成功试戴，并可帮助患者选择治疗方法。首次成功试戴子宫托患者中止使用子宫托的原因可能与未试戴成功的原因有很大不同。子宫托试戴成功或失败取决于子宫托选择是否适合、患者脱垂类型和严重程度、随访方式，患者的培训和医生 / 护士的经验。

12% 妇科医生仅对拒绝或不适用手术治疗的患者将子宫托作为一线治疗方法[26]。倾向于手术的患者通常性生活更活跃[8]、POP 更严重、盆底功能障碍症状更严重和生活质量受影响更大[8, 17, 50-52]。但是，我们必须考虑到这可能不仅仅是患者的决定，因为临床情况的严重性可能会在某种程度上影响医生的选择，从而引导患者选择手术[7, 20, 51]。

患者的年龄对治疗方法的选择有很大的影响。文献表明，子宫托治疗通常推荐给年龄较大的女性（≥ 65 岁）[39]，她们也更倾向于接受这种治疗，并随着时间的推移选择继续使用[8, 35, 44]。对于年轻患者，无论她们最初的治疗愿望是什么，都可能最终接受手术[8, 50]。实际上，即使以前有人曾描述过年轻患者的脱垂手术率正在下降，但最近的证据表明年轻患者更倾向于选择手术治疗[35]。这种趋势可能得益于保守性盆底重建手术的增加[53-55]。

此外，许多患者拒绝使用子宫托治疗的原因是她们认为与脱垂相比尿失禁症状更令人烦扰。事实上，伴随压力性尿失禁的脱垂患者要求手术的概率增加 3.3 倍[51]。

可以理解的是，子宫托治疗失败的患者更有可能选择手术治疗。在文献中就子宫托试戴成功没有达成共识。不同文献报道的子宫托治疗成功率不同，最高可达 96.6%[11, 19, 29, 56-58]。在一项为期 5 年的前瞻性研究中，Lore 及其同事证明，如果子宫托能在 4 周内成功改善 POP 症状，则 86.1% 的女性将在 5 年内继续使用子宫托[11]。

许多临床因素可能会影响子宫托试戴成功率，如年龄[44]、重度 POP[29, 44, 58]、严重 POP 症状等均可能与试戴失败相关[29, 58]。这意味着无论是客观还是主观上，患有重度 POP 的患者均不应拒绝此类保守治疗的建议。相反，先前的子宫切除术史或盆腔重建手术史是否可能导致初次子宫托试戴失败仍有争议[11, 19, 29, 58]。但是，42% 的美国妇科泌尿学会（American urogynecologic society，AUGS）会员认为既往盆腔手术是子宫托治疗的禁忌证[26]。数据显示当手术造成阴道缩短，长度小于 7cm、阴道上部变窄、GH/TVL > 0.8～0.9 时，子宫托试戴失败率较高[19, 29, 35, 44, 58]。但无论如何，36% 的子宫切除术患者仍能成功试戴，因此，仍应为这些患者提供这种保守治疗的选择[58]。阴道后壁脱垂也可能预示子宫托试戴失败，但已发表的数据好坏参半。虽然一些学者将失败归咎于直肠阴道筋膜的减弱[44, 57]，但其他研究人员未发现脱垂部位与子宫托失败风险之间有任何统计学联系[29, 58, 59]。吸烟史与将子宫托保持在适当位置的难度有关，这可能是由于阴道黏膜变薄使佩戴子宫托更加不舒服，或者是由于慢性咳嗽可导致子宫托脱落[29]。

研究发现，使用子宫托可改善某些妇女的性功能[19, 34]：性活动与子宫托试戴失败没有关系[29]，且对于性活跃患者，子宫托是可接受的长期选择[52]。因此，患者有性生活或性生活活跃不应成为阻碍医生推荐子宫托治疗的障碍。但无论如何，性生活活跃的患者、因脱垂而避免性生活的患者以及认为脱垂会影响性满意度的患者更有可能选择手术[8]。

不同的研究报道子宫托停用率为8%～56%[8, 38, 50, 51]。停止使用子宫托的中位时间为5.1～5.8年[38, 44]。经过一段时间的保守治疗后，决定停止使用子宫托的患者中，有71%的患者接受了手术修复，而29%的患者选择停止任何进一步的治疗[38]。

初次试戴后患者是否继续使用子宫托取决于患者对治疗的满意程度[5, 22]。应与患者讨论具体的客观和主观治疗目标，以便提供个性化的治疗方案。受POP影响的患者的自我身体形象认知受损，让患者区分"身体困扰"和"心理困扰"很重要：了解患者的期望便于医生进行细致的管理[30]。最佳的咨询应该对患者使用子宫托的临床结果提供切合实际的预期，这样患者可能会选择使用子宫托。

对子宫托的使用不满意可能与临床症状缓解不足[11, 44]、不适感[22, 29]或佩戴子宫托不便[38, 48]有关。年轻患者在使用子宫托治疗一年内更经常停止使用子宫托而选择外科手术治疗[29, 38, 50]，停止使用子宫托的主要原因是出现新发的隐匿性压力性尿失禁[22, 35, 38]、与复发性阴道炎、阴道溃疡有关的阴道并发症[11, 38]，以及不喜欢使用子宫托的烦琐步骤[48]。

五、管理

在达到使用子宫托良好的状态之后，第二步是教育患者如何佩戴和护理子宫托。一段适应期最终能使患者获得症状和情绪的缓解，从而恢复其日常生活[5, 7]。

关于子宫托的管理，需要考虑的因素包括初次试戴后的随访时间、随访频率、绝经后妇女的激素替代治疗、子宫托类型及子宫托试戴失败后其他保守治疗方案。通过调查发现，世界各地的妇科泌尿医生关于子宫托使用的建议和随访模式各自不同且差别很大[14, 17, 26, 48]。无论如何，有一点是一致的，即需要定期取出子宫托，并检查阴道黏膜是否有糜烂或溃疡。

首次佩戴子宫托后，必须安排密切的随访和复查。通常建议在 1~2 周后进行随访，以检查子宫托大小是否合适和患者的症状[40]。此后，传统上大多数子宫托每 3~6个月更换一次，定期更换可以防止感染和侵蚀。但是，没有证据表明定期更换可降低并发症发生率。Gorti 等证实每 3 个月（40.3%）和 6 个月（35.2%）更换子宫托的并发症比例没有差异，甚至 12 个月（18.5%）更换一次时出现了并发症降低的趋势[48]。因此，他们建议间隔 6 个月甚至最长 12 个月更换子宫托是一种安全且具有成本效益的方案[48]。

此外，在支持或反对子宫托清洗后重复使用的证据极少[23]。描述性数据表明，使用局部雌激素可能有助于成功佩戴子宫托或子宫托维持治疗[17, 26, 48, 60]，但仍需要更多子宫托长期管理的证据[39]。

一项关于子宫托使用实践的多学科调查显示，子宫托护理工作主要由医生（96.8%）承担，护士（1.8%）和物理治疗师（1.4%）很少从事子宫托护理工作[14]。提供子宫托治疗的泌尿妇科医师应为患者提供咨询并与其合作，以制订个性化的持续治疗计划，其中应包括适当的护理和随访。

自我保健是当代医疗保健政策的核心。只有 53% 的 AUGS 成员教育所有患者进行自我保健，而 45% 的成员仅教育那些使用子宫托的患者[26]。即使是在无法获得手术治疗的农村地区和较不富裕的社区，良好的实施计划可以培训患者如何自行使用子宫托和使用不同类型的子宫托[7, 61]。

无论是自我管理还是门诊管理，目前尚无研究支持哪种管理模式是最好的，因此子宫托治疗的管理应根据个人需求进行个性化评估和管理[40]。医疗团队合作，包括医生和训练有素的护士的合作[60]，有助于为患者提供持续的支持，这不仅对治疗选择的决策过程有用，而且对子宫托的管理也很有用，尤其是在自我管理可行的情况下。护士可以教会患者如何放入、取出和清洗维护子宫托。一个受过良好教育和培训的患者对子宫托治疗满意度更高，并且在出现问题时能够及时且更好地告知医生[5, 7]。这种方法可以帮助预防潜在的并发症，包括感染、糜烂 / 溃疡及瘘。如果由于女性身体限制或无法学会如何使用子宫托而不能自我管理或拒绝自我管理[23]，则应密切随访。

六、并发症

通常，子宫托被认为是一种治疗 POP 的安全方法。但是，子宫托治疗也会有一些并发症，尤其在长期使用中更为常见，从而会影响患者的满意度。大多数并发症并不危险，也容易处理，可以选择取出子宫托和局部治疗。这些并发症很少发生在自我管理良好的患者身上[35, 60]。

阴道分泌物增多或伴有异味通常与较高的感染率相关，并且对于子宫托使用者来说是相对常见的：32% 的子宫托使用者有细菌性阴道病（bacterial vaginosis，BV），而对照组为 10%。在子宫托使用者中出现 BV 的相对风险为 3.3（OR 4.37，95%CI 2.15～9.32，$P = 0.0002$）[62]。

最常见的并发症是阴道糜烂或溃疡。在随访中，应始终检查阴道黏膜是否有糜烂，因为据报道，使用子宫托仅 2 个月后即可出现阴道黏膜糜烂[63]。溃疡发生率为 2%～24%[35, 56, 60]。环形子宫托比牛角形或立方体形更不易引起糜烂 / 溃疡[22, 23, 35, 56, 60]。重要的是要考虑到已有报道，在阴道黏膜组织糜烂或溃疡的情况下，即使在取出子宫托后也可能发生瘘[64]。因此，即使是比较简单的并发症，仍然需要严格的随访。

更严重但不常见的并发症，通常与子宫托被忽略有关[63]。文献报道主要包括膀胱阴道瘘[64]、输尿管阴道瘘[65, 66]、直肠阴道瘘和泌尿外科并发症，例如由于尿道受压或膀胱三角受压所致的膀胱出口梗阻、输尿管梗阻和继发急性肾盂肾炎[67]，以及宫颈嵌顿或子宫托嵌顿。在办公室保留子宫托使用者清单及其随访时间表可能很有用，因此，如果患者住院或精神状态发生变化，医院或护理人员能及时得知患者的子宫托使用情况[5]。

其他需要考虑因素包括子宫托对宫颈细胞学检查的影响。被忽略的子宫托可能导致鳞状上皮发生化生和异常增生[68]。有文献已报道了与子宫托使用有关的阴道癌[69-71]。文献中所有相关的阴道癌病例都发生在子宫托和阴道壁接触的部位[69, 70]。研究人员还不能将癌症与化学致癌作用联系起来。因此他们得出结论认为，癌症的发生可能与慢性炎症有关[69]。

总之，子宫托是症状性 POP 的有效治疗手段。但是，相对于手术和其他保守治疗方式来说，在日常临床实践中子宫托使用的有效性并没有获得全面和循证评估。最近的 Cochrane 综述[39] 认为，文献中没有高质量的证据能够构建关于正确使用子宫托（适应证、形状选择、随访类型、局部雌激素治疗的作用）的实用指南。为了帮助医生指导患者进行 POP 的个性化治疗，需要精心设计的随机对照试验，特别是比较子宫托与其他治疗方式例如期待治疗（对照组）、手术治疗或物理治疗[27]，以及不同类型子宫托的对照研究[25]。

参 考 文 献

[1] Lawrence JM, Luckacz ES, Nager CW, et al. Prevalence and co-occurrence of pelvic floor disorder in community-dwelling women. Obstet Gynecol. 2008;11(3):678–85.

[2] Haylen BT, de Ridder D, Freeman RM, et al. An International Urogynecological Association (IUGA)/ International Continence Society (ICS) joint report on the terminology for female pelvic floor dysfunction. Int Urogynecol J. 2010;29:4–20.

[3] Oliver R, Thakar R, Sultan AH. The history and usage of the vaginal pessary: a review. Eur J Obstet Gynecol Reprod Biol. 2011;156(2):125–30.

[4] Shah SM, Sultan AH, Thakar R. The history and evolution of pessaries for pelvic organ prolapse. Int Urogynecol J Pelvic Floor Dysfunct. 2006;17(2):170–5.

[5] Atrip SD. Pessary use and management for pelvic organ prolapse. Obstet Gynecol Clin N Am. 2009;36:541–63.

[6] Lamers BHC, Broekman BMW, Milani AL. Pessary treatment for pelvic organ prolapse and health-related quality of life: a review. Int Urogynecol J. 2011;22:637–44.

[7] Sevilla C, Wieslander CK, Alas A, et al. The pessary process: Spanish-speaking Latinas' experience. Int Urogynecol J. 2013;24(6):939–46.

[8] Kapoor DS, Thakar R, Sultan AH, et al. Conservative versus surgical management of prolapse: what dictates patient choice? Int Urogynecol J Pelvic Floor Dysfunct. 2009;20(10):1157–61.

[9] Serati M, Giarenis I, Meschia M, et al. Role of urodynamics before prolapse surgery. Int Urogynecol J. 2015;26(2):165–8.

[10] Visco AG, Brubaker L, Nygaard I, et al. The role of preoperative urodynamic testing in stress-continent women undergoing sacrocolpopexy: the Colpopexy and Urinary Reduction Effort (CARE) randomized surgical trial. Int Urogynecol J Pelvic Floor Dysfunct. 2008;19:607–14.

[11] Lone F, Thakar R, Sultan AH, et al. A 5-year prospective study of vaginal pessary use for pelvic organ prolapse. Int J Gynaecol Obstet. 2011;114:56–9.

[12] Rusavy Z, Bombieri L, Freeman RM. Procidentia in pregnancy: a systematic review and recommendations for practice. Int Urogynecol J. 2015;26(8):1103–9.

[13] Lipp A, Shaw C, Glavind K. Mechanical devices for urinary incontinence in women. Cochrane Database Syst Rev. 2014;(12):CD001756. https://doi. org/10.1002/14651858.CD001756.pub6.

[14] Bugge C, Hegen S, Thakar R. Vaginal pessaries for pelvic organ prolapse and urinary incontinence: a multidisciplinary survey of practice. Int Urogynecol J. 2013;24:1017–24.

[15] Jeffrey S, Franco A, Fynes M. Vaginal wind: the cube pessary as a solution. Int Urogynecol J. 2008;19:1457.

[16] Thakar R, Stanton S. Management of genital prolapse. BMJ. 2002;324:1258–62.

[17] Pott-Grinstein E, Newcomber JR. Gynecologists' pattern of prescribing pessaries. J Reprod Med. 2001;46:205–8.

[18] ACOG Committee on Practice Bulletins—Gynecology. ACOG Practice Bulletin No. 85: Pelvic organ prolapse.

[19] Fernando RJ, Thakar R, Sultan AH, et al. Effect of vaginal pessaries on symptoms associated with pelvic organ prolapse. Obstet Gynecol. 2006;108(1):93–9.

[20] Bash KL. Review of vaginal prolapse pessaries. Obstet Gynecol Surv. 2000;55(7):455–60.

[21] Weber AM, Richter HE. Pelvic organ prolapse. Obstet Gynecol. 2005;106:615–34.

[22] Nemeth Z, Nagy S, Ott J. The cube pessary: an underestimated treatment option for pelvic organ prolapse? Subjective 1-year outcomes. Int Urogynecol J. 2013;24:1695–701.

[23] Khaja A, Freeman RM. How often should shelf/Gellhorn pessaries changed? A survey of IUGA urogynecologists. Int Urogynecol J. 2014;25:941–6.

[24] Meriwether KV, Komesu YM, Craig E, et al. Sexual function and pessary management among women using a pessary for pelvic floor disorders. J Sex Med. 2015;12:2339–49.

[25] Cundiff GW, Amundsen CL, Bent AE, et al. The PESSRI study: symptom relief outcomes of a randomized crossover trial of the ring and Gellhorn pessaries. Am J Obstet Gynecol. 2007;196(4):405.e1–8.

[26] Cundiff WG, Weidner AC, Visco AG, et al. A survey of pessary use by members of the American Urogynecologic Society. Obstet Gynecol. 2000;95(6 pt 1):931–5.

[27] Wiegersma M, Panman CMCR, Kollen BJ, et al. Pelvic floor muscle training versus watchful waiting or pessary treatment for pelvic organ prolapse (POPPS): design and participant baseline characteristics of two parallel pragmatic randomized controlled trials in primary care.

Maturitas. 2014;77:168–73.

[28] Nager CW, Richter HE, Nygaard I, et al. Incontinence pessaries: size, POPQ measures, and successful fitting. Int Urogynecol J Pelvic Floor Dysfunct. 2009;20(9):1023–8.

[29] Geoffrion R, Zhang T, Lee T, et al. Clinical characteristics associated with unsuccessful pessary fitting outcomes. Female Pelvic Med Reconstr Surg. 2013;19(6):339–45.

[30] Culligan PJ. Nonsurgical management of pelvic organ prolapse. Obstet Gynecol. 2012;119(4):852–60.

[31] Barber MD, Walters MD, Cundiff GW. Responsiveness of the Pelvic Floor Distress Inventory (PFDI) and Pelvic Floor Impact Questionnaire (PFIQ) in women under-going vaginal surgery and pessary treatment for pelvic organ prolapse. Am J Obstet Gynecol. 2006;194(5):1492–8.

[32] Komesu YM, Rogers RG, Rode MA, et al. Pelvic floor symptom changes in pessary users. Am J Obstet Gynecol. 2007;197:620.e1–6.

[33] Brazell HD, Patel M, O'sullivan DM, et al. The impact of pessary use on bowel symptoms: one–year outcome. Female Pelvic Med Reconstr Surg. 2014;20(2):95–8.

[34] Kuhn A, Bapst D, Stadlmayr W, et al. Sexual and organ function in patients with symptomatic prolapse: are pessaries helpful? Fertil Steril. 2009;91(5):1914–8.

[35] Clemons JL, Aguilar VC, Tillinghast TA, et al. Patient satisfaction and changes in prolapse and urinary symptoms in women who were successfully fitted with a pessary for pelvic organ prolapse. Am J Obstet Gynecol. 2004;190:1025–9.

[36] Donnelly MJ, Powell–Morgan S, Olsen AL, et al. Vaginal pessaries for the management of stress and mixed urinary incontinence. Int Urogynecol J. 2004;15:302–7.

[37] Manchana T, Bunyavejchevin S. Impact on quality of life after ring pessary use for pelvic organ prolapse. Int Urogynecol J. 2012;2:873–7.

[38] Friedman S, Sandhu C, Wang C, et al. Factors influencing long–term pessary use. Int Urogynecol J. 2010;21:673–8.

[39] Bugge C, Adams EJ, Gopinath D, et al. Pessaries (mechanical devices) for pelvic organ prolapse in women. Cochrane Database Syst Rev. 2013;(2):CD004010. https://doi. org/10.1002/14651858.CD004010.pub3.

[40] Continence Foundation of Australia and International Centre for Allied Health Evidence, University of South Australia. Guidelines for the use of support pessaries in the management of pelvic organ pro–lapse. 2012. http://w3.unisa.edu.au/cahe/Resources/GuidelinesiCAHE/Pessary%20Guidelines.pdf.

[41] Luber KM, Boero S, Choe JY. The demographics of pelvic floor disorders: current observations and future projections. Am J Obstet Gynecol. 2001;184(7):1496–501.

[42] Abdool Z, Thakar R, Sultan AH. Prospective evaluation of outcome of vaginal pessaries versus surgery in women with symptomatic pelvic organ prolapse. Int Urogynecol J. 2011;22:273–8.

[43] Mamik MM, Rogers RG, Qualls CR, et al. Goal attainment after treatment in patients with symptomatic pelvic organ prolapse. Am J Obstet Gynecol. 2013;209(488):e1–5.

[44] Ramsay S, Tu LM, Tannenbaum C. Natural history of pessary use in women aged 65–74 versus 75 years and older with pelvic organ prolapse: a 12–year study. Int Urogynecol J. 2016;27(8):1201–7. https://doi.org/10.1007/s00192–016–2970–3.

[45] Handa VL, Jones M. Do pessaries prevent the progression of pelvic organ prolapse? Int Urogynecol J Pelvic Floor Dysfunct. 2002;13(6):349–51.

[46] Bo K, Majida M, Ellstrom ME. Does a ring pessary in situ influence the pelvic floor muscle function of women with pelvic organ prolapse when tested in supine? Int Urogynecol J. 2012;23:573–7.

[47] Jones K, Yang L, Lowder JL, et al. Effect of pessary use on genital hiatus measurements in women with pelvic organ prolapse. Obstet Gynecol. 2008;112(3):630–6.

[48] Gorti M, Hundelist G, Simons A. Evaluation of vaginal pessary management: a UK–based survey. J Obstet Gynaecol. 2009;29(2):129–31.

[49] Hagen S, Sinclair L, Glazener C, et al. A feasibility study for randomized controlled trial with pelvic organ prolapse. ICS Conference, Glasgow, UK. 2001. http://iwcsoffice. org/Abstracts/ Publish/106/000616.pdf.

[50] Sullivan SA, Davidson EWR, Bretscneider EM, et al. Patient characteristics associated with treatment choice for pelvic organ prolapse and urinary incontinence. Int Urogynecol J. 2016;27:811–6.

[51] Chan SS, Cheung RY, Yiu KW, et al. Symptoms, quality of life and factors affecting women's treatment decisions regarding pelvic organ prolapse. Int Urogynecol J. 2012;23:1027–33.

[52] Brincat C, Kenton K, Pat Fitzgerald M, et al. Sexual activity predicts continued pessary use. Am J Obstet Gynecol. 2004;191(1):198–200.

[53] Korbly NB, Kassis NC, Good MM, et al. Patient preferences for uterine preservation and hysterectomy in women with pelvic organ prolapsed. Am J Obstet Gynecol. 2013;209(5):470e1–6.

[54] Detollenaere RJ, denBoon J, Stekelenburg J, et al. Sacrospinous hysteropexy versus vaginal hysterectomy with suspension of the uterosacral ligaments in women with uterine prolapse stage 2 or higher: multicentre randomised non–inferiority trial. BMJ. 2015;351:h3717. https:// doi.org/10.1136/bmj.h3717.

[55] Rahmanou P, Price N Jackson SR. Laparoscopic hysteropexy versus vaginal hysterectomy for the treatment of uterovaginal prolapse: a prospective randomized pilot study. Int Urogynecol J. 2015;26(11):1687–94.

[56] Clemons JL, Aguillar VC, Tillinghast TA, et al. Risk factors associated with an unsuccessful pessary fitting trial in women with pelvic organ prolapse. Am J Obstet Gynecol. 2004;190(2):345–50.

[57] Yamada T, Matsubara S. Rectocele, but not cystocele, may predict unsuccessful pessary fitting. J Obstet Gynaecol. 2011;31(5):441–2.

[58] Markle D, Skoczylas L, Goldsmith C, et al. Patients characteristics associated with successful pessary fitting. Female Pelvic Med Reconstr Surg. 2011;17(5):249–52.

[59] Mutone MF, Terry C, Hale DS, et al. Factors which influence the short term success of pessary management of pelvic organ prolapse. Obstet Gynecol. 2005;193:89–94.

[60] Hanson LM, Schultz J, Flood CG, et al. Vaginal pessaries in managing women with pelvic organ prolapsed and urinary incontinence: patient characteristics and factors contributing to success. Int Urogynecol J. 2006;17:155–9.

[61] Fitchett JR, Bhatta S, Sherpa TY, et al. Non–surgical interventions for pelvic organ prolapsed in rural Nepal: a prospective monitoring and evaluation study. JSRM Open. 2015;6(12):2054270415608117. https://doi.org/10.1177/2054270415608117. eCollection 2015.

[62] Alnaif B, Drutz HB. Bacterial vaginosis increases in pessary users. Int Urogynecol J. 2000;11:219–23.

[63] Arias BE, Ridgeway B, Barber MD. Complications of neglected vaginal pessaries: case presentation and literature review. Int Urogynecol J Pelvic Floor Dysfunct. 2008;19(8):1173–8.

[64] Penrose KJ, Tsokos N. Delayed vesicovaginal fistula after ring pessary usage. Int Urogynecol J. 2014;25:291–3.

[65] Walker KF, Dasgupta J, Cust MP. A neglected shelf pessary resulting in a urethrovaginal fistula. Int Urogynecol J. 2011;22:1133–4.

[66] Ambereen DF. Ureterovaginal fistula due to a cube pessary despite routine follow–up: but what is "routine"? J Obstet Gynaecol Res. 2014;40:2162–5.

[67] Ho MP. Unilateral acute pyelonephritis associated with neglected pessary. J Am Geriatr Soc. 2011;59:1962–3.

[68] Christ ML, Haja J. Cytological changes associated with vaginal pessary use with special reference to the presence of actinomyces. Acta Cytol. 1973;22(3):146–9.

[69] Schraub S, Sun XS, Maingon PH, et al. Cervical and vaginal cancer associated with pessary use. Cancer. 1992;69:2505–9.

[70] Martin C, Hong L, Siddighi S. What is hiding behind the pessary? Int Urogynecol J. 2013;24:873–5.

[71] Jain A, Majoko F, Freites O. How innocent is the vaginal pessary? Two cases of vaginal cancer associated with the pessary use. J Obstet Gynaecol. 2006;26(8):829–30.

第 8 章　盆腔器官脱垂的筋膜修复手术

Fascial Surgical Repair for Prolapse

Michele Meschia　著

宋佼洋　孙秀丽　译

一、概述

本章的重点是经阴道途径筋膜重建手术治疗盆腔器官脱垂。手术的主要目的是恢复身体的正常支持结构，同时将脱垂器官恢复到正常的解剖位置，减轻或改善脱垂症状。

根据脱垂的程度和位置，手术通常涉及对阴道顶端、阴道前后壁和会阴部的整体修复。因此，根据不同的腔室对脱垂进行分类是武断的，因为阴道是一个连续的整体，一个腔室的脱垂往往与另一个腔室的脱垂有关。

脱垂修复手术有很多种术式。这表明对于最佳手术方法，目前仍缺乏共识。

传统的子宫阴道脱垂手术包括子宫切除术，即使子宫没有病变；然而，同时行子宫切除术是否为脱垂手术不可或缺的一部分，目前尚不清楚，而且几乎没有随机临床试验对行子宫切除术与不行子宫切除术进行比较。只有在想要保留生育功能的情况下才会考虑保留子宫。但最近这种做法受到了质疑，因为许多国家的妇科医生和患者不倾向于切除子宫。而且由于许多其他原因，包括性生活需求、身体形象以及个人和文化偏好等问题，越来越多的女性要求保留子宫。60% 的女性表示一旦有同样有效的不需子宫切除的脱垂修复手术出现，她们会拒绝子宫切除术[1]。

大多数旨在悬吊阴道顶部的手术在有无子宫切除的情况下均可以进行，尽管有时需要一些重要的技术调整。Gutman 和 Maher [2] 通过回顾性研究得出结论，对于要求保留子宫的女性，子宫脱垂修复的同时保留子宫是可行的。虽然脱垂女性合并无症状的子宫病变风险很低[3]，但对于有宫颈病变、异常子宫出血和绝经后出血病史的女性或子宫恶性肿瘤高危的女性，不建议保留子宫。

二、顶端支持修复

顶段支持是盆腔器官支持的基石。无论子宫是否存在，必须评估顶端的支撑性。如果没有良好的子宫悬吊或子宫切除术后的阴道断端悬吊，阴道前后壁会在腹腔内压力作用下向下脱垂。由于顶端对阴道前壁的重要性，如果顶端修复不够，即使阴道前后壁修复很好仍可能会失败[4, 5]。顶端缺陷的识别是评估盆腔支持缺陷的最大难题之一。针对顶端缺陷的手术有很多种术式，成功率也相对较高。

（一）McCall 后穹窿成形术

1957 年，McCall[6] 描述了在经阴道子宫切除术时关闭后穹窿以防止肠疝形成的技巧。此后一些外科医生对该式式进行改良，即同时进行行子宫骶韧带缝合来加固顶端支持。这是最常用的闭合阴道断端的技巧，特别适用于中度盆底器官脱垂修复手术行子宫切除术时。

改良的 McCall 后穹窿成形术是用一条或两条延迟可吸收缝线，先缝合一侧子宫骶韧带，至 Douglas 窝和阴道断端，再缝合对侧的子宫骶韧带[7]。不可吸收缝合线是否能提供更高的治愈率尚不确定，但它确实会更多地导致缝合线侵蚀[8]。许多权威学者主张使用此步骤作为每个阴道子宫切除术的一部分，即使在没有脱垂的情况下，以尽量减少因术后顶端支持不够导致的穹窿脱垂（图 8-1）。

尽管改良的 McCall 后穹窿成形术的应用很广泛，但有关其结果的文献报道却很少。一项小规模的回顾性研究（每组 $n=62$）比较了 McCall 后穹窿成形术与骶棘韧带悬吊术，发现在手术后 9 年内复发率（15%）没有差异[9]。梅奥诊所的一项较大规模的回顾性研究（$n=693$）显示患者满意度为 82%，再手术率 5.2%[10]。

McCall 后穹窿成形术的风险包括输尿管梗阻或损伤。建议术中行膀胱镜检查，静脉注射靛蓝胭脂红或亚甲蓝，以确认输尿管是否通畅。

最近发表了一项大型回顾性研究，比较了改良的 McCall 后穹窿成形术与高位子宫骶韧带阴道穹窿悬吊术（USL）的效果[11]。共对 339 例患者进行了平均 26 个月的随访评估。任何部位的脱垂复发和再手术率方面两种式式没有统计学差异（分别为 20.9% vs. 1.4%，15.3% vs. 1.6%）。在 McCall 和 USL 中输尿管损伤率均较低（分别为 1.9% 和 0.8%）。

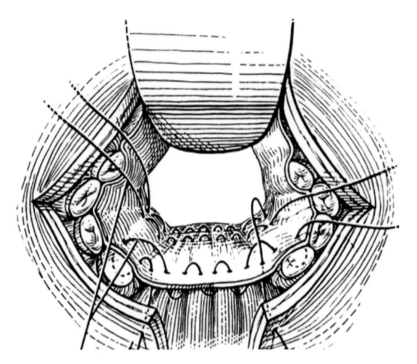

◀ 图 8-1　改良的 McCall 后穹窿成形术：将子宫骶骨韧带和腹膜与阴道顶端缝合在一起

（二）骶棘韧带固定

骶棘韧带固定术（sacrospinous ligament fixation，SSLF）是最常用的顶端修复方式之一，特别是穹窿脱垂。一般行单侧固定，没有证据表明双侧较单侧效果更好。在严重子宫脱垂（≥Ⅲ期）病例中可以在经阴道子宫切除后进行 SSLF，也可在保留子宫的情况下将宫颈固定在骶棘韧带上。进入骶棘韧带可以通过阴道后壁入路，顶端入路或阴道前壁入路。

后路是最常用的，通常需要游离并高位封闭同时存在的疝囊。首先经中线部位分离阴道直肠间隙，然后钝性分离进入直肠旁间隙，通过触诊坐骨棘后确认骶棘韧带位置，因为骶棘韧带从坐骨棘延伸到骶骨。

最佳缝合位置是坐骨棘内侧 1.5～2.0cm，以避免损伤阴部神经血管束，关于缝合线的数量和类型还没有共识，通常用延迟可吸收和不可吸收缝线，可缝合 1～3 针。

有多种经阴道骶棘韧带缝合器已用于临床，使手术更安全、更容易、更快捷，因为直肠旁间隙的解剖空间是有限的，这样便不再需要阴道拉钩的放置（图 8-2）。

值得注意的是，阴道断端要接触到骶棘韧带，不要有"缝线桥"存在，以避免缝线对韧带的过度牵拉（图 8-3）。

虽然目前的数据主要是观察性和回顾性的，且仅限于解剖结果，但已证明这种方

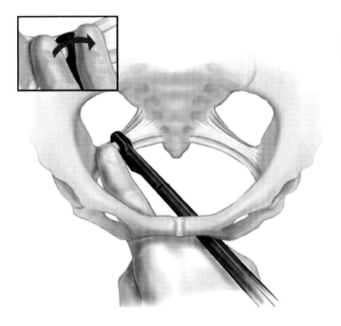

◀ 图 8-2　用经阴道缝合器进行骶棘韧带缝合

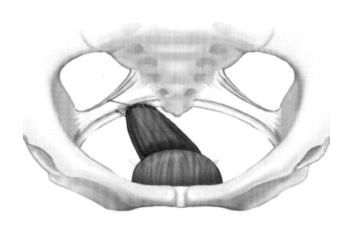

◀ 图 8-3　阴道顶端与骶棘韧带直接接触

法是有效和安全的。几个系列病例的研究报道了 SSLF 改善顶端脱垂的良好成功率，但同时也发现了较高的术后阴道前壁脱垂发生率[12]。骶棘韧带固定后的阴道轴后偏通常被认为是前壁脱垂复发的原因，但前壁和顶端支持结构间连续性的缺乏，尤其是合并穹窿脱垂时，可能是更强的预测因素。

Barber 和 Maher[13] 报道客观复发率为 2.4%～19%，前壁是最常见的复发部位。在 OPTIMAL 试验（手术和骨盆肌肉训练治疗顶端支持缺陷）RCT 研究中，比较骶棘韧带固定和高位骶韧带悬吊术，发现 SSLF 组有 13.7% 的超过处女膜的前壁脱垂复发[14]。在功能上，这种阴道前壁下降多为无症状复发，仅有 3%～5% 需要再次接受治疗[15]。少数研究关注了术后功能的情况。回顾性和前瞻性研究证明 SSLF 术后的症状缓解率为 80%～99%[12, 13, 15]。术后可发生骶棘悬吊一侧臀部疼痛。这可能与压迫肛提肌神经有关，该神经穿过尾骨肌 – 骶棘韧带复合体。在进行骶棘韧带子宫固定术时此种疼痛可能更令人困扰。不过通常使用抗炎药后一个月内得到缓解。

（三）髂尾肌固定术

髂尾肌固定（iliococcygeus fixation，ICF）是将阴道顶端固定在髂尾肌及其筋膜上，通常行双侧悬吊。从中线开始分离阴道直肠间隙至触及坐骨棘。锐性分离直肠阴道筋膜至盆腔侧壁。以坐骨棘为指示点，从中部和后部触及骶棘韧带，并进而找到髂骨筋膜的前部和尾部，用延迟可吸收缝合线将阴道顶端缝合固定在此位置。

一项前瞻性的非随机病例对照研究比较了 ICF 和 SSLF，在客观和主观成功率及随后的阴道前壁脱垂复发方面没有显著性差异[16]。

最近有学者对 44 例患者进行了一项前瞻性研究，髂尾肌固定术后平均随访 5 年，其主观和客观成功率分别为 88.6% 和 84.1%。术前唯一独立的复发危险因素是Ⅳ度穹窿脱垂[17]。

最后，一项前瞻性的非随机对照试验，比较了 ICF 和经腹阴道骶骨固定术在阴道穹窿脱垂患者中的疗效和安全性，其客观和主观成功率相似。ICF 组手术时间明显缩短，但平均失血量较高[18]。

（四）阴道穹窿子宫骶韧带悬吊术

阴道穹窿子宫骶韧带悬吊术（USL）的目的是将直肠阴道筋膜和耻骨宫颈筋膜悬吊在子宫骶韧带强壮的部位上。将穹窿悬吊在坐骨棘水平或以上的子宫骶韧带部分通常可提供足够的阴道长度和支撑。据发表的文献描述，通常用可吸收和不可吸收缝线，每侧韧带缝合 2 针以上。根据 Shull 所描述的技术[19]，通过切除子宫后经阴道断端进入腹腔，或者在阴道穹窿脱垂的情况下通过横向切开阴道断端进入腹腔。用长纱布向上排垫肠道使其远离手术区域，以便能识别双侧子宫骶韧带。用 Allis 钳轻轻牵引韧带尾端，用 0 号延迟可吸收缝合线在每侧 USL 上缝合 3 针，最低的缝线在坐骨棘水平，每向上 1cm 再缝合 1 针，共 3 针。双侧共 6 根缝合线。然后将缝合线依次贯穿缝合在前后阴道断端及腹膜上。最远端的 USL 缝合线从双侧的阴道断端两侧贯穿缝出，近端缝合线在阴道断端中央部分缝合，中间缝合线是在两针之间缝合阴道前后壁。将所有缝线都收紧，以关闭 Douglas 窝和阴道断端（图 8-4）。

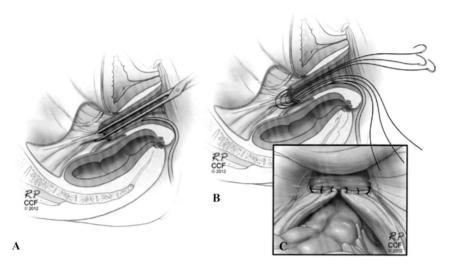

▲ 图 8-4　双侧骶韧带共有 3 对缝线穿过

A. 在坐骨棘水平用 Alis 钳钳夹子宫骶骨韧带；B. 每侧骶韧带缝合 3 针并在同侧的阴道断端穿出；C. 双侧缝线拉进打结提高阴道顶端（图片由 Ross Papalardo 绘制。经许可转载，引自 Cleveland Clinic Center for Medical Art & Photography 2010–2012，版权所有）

在做子宫骶韧带悬吊术时，外科医生必须警惕输尿管损伤的风险。术中要行膀胱镜检查。

已发表的文献显示了 USL 悬吊的良好结果，报道的成功率在 85%～96%[14, 19–21]。但由于对手术成功的定义不同，导致不能对不同研究结果进行直接比较。Silva 等[21] 发现，在 5 年的随访中，大约 15.3% 的患者有 1 个或多个腔室Ⅱ期及以上的脱垂。只有 2.8% 的患者有顶端脱垂复发。

唯一一项针对子宫骶韧带阴道穹窿悬吊术进行的随机对照试验（OPTIMAL 试验），对围手术期是否接受行为和盆底肌肉治疗的 USL 及 SSLF 修复阴道顶端脱垂手术的患者的结局进行了比较。结果显示两组在解剖和功能结果方面没有显著差异[14]。

最近，一项对 20 例经阴道保留子宫的子宫骶韧带阴道穹窿悬吊术的患者进行回顾性分析，报道了 5 名受试者（25%）的复发，平均随访 33 个月，再手术率为 15%[22]。

三、前盆腔修复术

传统的阴道前壁脱垂修复是阴道缝合术，首先分离阴道壁与其下的纤维肌肉结缔组织（耻骨颈筋膜）间隙，向两侧分离直至到达坐骨 - 耻骨降支的边缘，然后进行耻骨筋膜的中线折叠缝合。典型的缝合采用延迟可吸收缝合以减少阴道侵蚀的风险，但也有一些专家根据患者组织损伤的情况选择使用永久缝线。如果缺陷很大，可以缝合两层。然后，修剪多余的黏膜，使用延迟可吸收缝线连续缝合关闭阴道黏膜[23]（图 8-5和图 8-6）。

必须注意通过将耻骨宫颈筋膜的近端边缘缝合到主骶韧带复合体上，或在保留子宫时的颈环上，以重建前壁和顶部之间的连续性。

当存在明显旁缺损时，可以通过进入旁间隙进行阴道旁修复，用 3～5 根可吸收或不可吸收缝合线将耻骨颈筋膜的外侧边缘缝合到盆筋膜腱弓（白线）上。阴道旁修复需要由特定的专业人士来进行以保证正确操作[24]。并且阴道旁修复的长期有效性尚不清楚。

目前尚缺乏关于阴道前壁修补与旁修补的随机对照研究。目前已报道的总的解剖

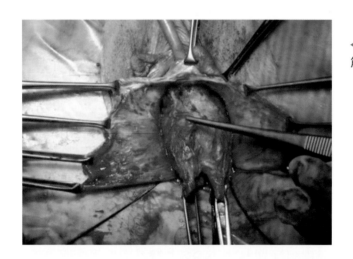

◀ 图 8-5 分离阴道壁与耻骨宫颈筋膜直至两侧

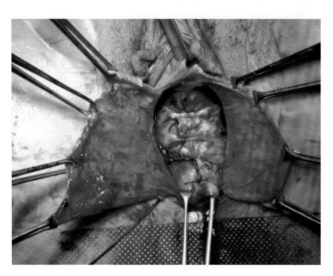

◀ 图 8-6 筋膜的中线间断缝合

学复发率差异较大，低至 10% 以下，高至 60%[25-27]，但大多数病例都有明显的主观改善和满意度，再次手术率很低[28]。

四、后盆腔修复术

一个多世纪以来，妇科医生一直例行地进行阴道后壁修补手术，尽管没有太多证据证明其功能和解剖学的远期疗效。最初的术式包括耻骨尾骨肌的缝合以及阴道后壁的折叠和会阴体的重建[29]。

到目前为止，后壁修复多数为阴道后壁的中线切口延伸到阴道顶端；将直肠阴道筋膜与阴道壁黏膜分离，可吸收线在中线间断或连续缝合。许多作者还描述了在后壁修补时缝合双侧肛提肌，需要强调的是，这可能导致阴道狭窄和性交疼痛。与前壁修复相似，直肠阴道筋膜必须重新附着在顶端和会阴体上。

虽然回顾性和前瞻性的后壁修复报道显示了良好的客观解剖结果（78%～97%），改善排便功能障碍成功率为 75%，但是这些研究也报道了不可接受的性交疼痛率（12%～27%）[30, 31]。

大部分术后性交痛很可能与肛提肌缝合有关，因此对性生活活跃的妇女不推荐缝合肛提肌。

特异性后壁修补术是基于以下假设：直肠阴道隔膜的间断性撕裂可能导致阴道后壁脱垂。Richardson[32] 首先发表了撕裂可能发生的解剖部位，此后这一理论在泌尿生殖工作者中已被广泛接受，尽管缺乏客观的支持证据。断裂可以发生在中线、两侧或顶端的横向缺损及会阴体水平（图 8-7）。

特异性修补的目的是修复闭合这些筋膜缺陷。分离阴道上皮与直肠阴道隔膜后，隔膜中的任何特定的断裂均用间断的延迟可吸收缝线修复。据报道，这种手术的成功率在 82%～92%，术后性交痛、便秘和排便障碍等发生较少[33, 34]。

Abramov 等[35] 在一项回顾性研究中对两种后壁修补术进行了比较，共纳入 307 例患者，随访至少 1 年。术式分别是不包括肛提肌缝合的传统阴道后壁修补术和阴道后壁特异性位点修补术。结果显示后壁特异性部位修补术有较高的解剖复发率（11% vs. 4%），而术后性交痛和肠道症状的发生率相似。

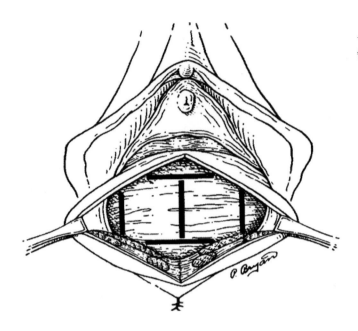

◀ 图 8-7 阴道直肠膈的解剖学缺损

当会阴体肌分离时，应在前述的阴道后壁修补术后进行会阴体修补。这也有利于维持阴道自然的向后的轴向。游离会阴浅横肌和球海绵体肌的末端后，在中线部位进行无张力缝合使其重新连接。

阴道闭合术

对于有严重全身疾病和性生活不活跃的老年脱垂患者，如希望改善因脱垂造成的不适，阴道黏膜切除术及闭合术是一个不错的选择，其手术时间相对较短，术后并发症少，避免了高风险、大面积分离和长时间的手术从而可加快术后恢复。目前尚不清楚其是否有利于除性功能以外的任何其他功能（如泌尿系统和胃肠系统功能）的恢复。此外，由于缺乏比较研究，与骶棘韧带固定术或子宫骶韧带阴道穹窿悬吊术相比，阴道闭合术治疗的成功率是否优于前者尚不确定。

各种类型的闭合术都包括去除阴道上皮，然后将前后壁阴道肌层对合形成支撑的组织间隔。这种技术有许多细节差异，这些差异通常是去除上皮面积的大小和数量上有所不同[36]。

文献主要包括回顾性病例系列研究，缺乏明确的术后结果评估和随访。阴道闭合术后的成功率在 90%～100%[37-39]。术后因丧失性功能而感到后悔的情况很少见，为0%～12.9%。

参 考 文 献

[1] Frick AC, Barber MD, Paraiso MF, Ridgeway B, Jelovsek JE, Walters MD. Attitudes toward hysterectomy in women undergoing evaluation for uterovaginal prolapse. Female Pelvic Med Reconstr Surg. 2013;19:103–9.

[2] Gutman R, Maher C. Uterine–preserving POP surgery. Int Urogynecol J. 2013;24:1803–13.

[3] Frick AC, Walters MD, Larkin KS, Barber MD. Risk of unanticipated abnormal gynecologic pathology at the time of hysterectomy for uterovaginal prolapse. Am J Obstet Gynecol. 2010;202:507.e1–4.

[4] Summers A, Winkel LA, Hussain HK, DeLancey JO. The relationship between anterior and apical compartment support. Am J Obstet Gynecol. 2006;194(5):1438–43.

[5] Rooney K, Kenton K, Mueller ER, FitzGerald MP, Brubaker L. Advanced anterior vaginal wall prolapse is highly correlated with apical prolapse. Am J Obstet Gynecol. 2006;195(6):1837–40.

[6] McCall CM. Posterior culdoplasty, surgical correction of enterocele during vaginal hysterectomy; a preliminary report. Obstet Gynecol. 1957;10:595–602.

[7] Kovac SR, Zimmerman CW. Vaginal hysterectomy. In: Kovac SR, Zimmerman CW, editors. Advances in reconstructive vaginal surgery. Philadelphia: Lippincott Williams & Wilkins; 2007. p. 103–22.

[8] Kasturi S, Bentley–Taylor M, Woodman PJ, Terry CL, Hale DS. High uterosacral ligament vaginal vault suspension: comparison of absorbable vs permanent suture for apical fixation. Int Urogynecol J. 2012;23:941–5.

[9] Colombo M, Milani R. Sacrospinous ligament fixation and modified McCall culdoplasty during vaginal hysterectomy for advanced uterovaginal prolapse. Am J Obstet Gynecol. 1998;179(1):13–20.

[10] Webb MJ, Aronson MP, Ferguson LK, Lee RA. Posthysterectomy vaginal vault prolapse: primary repair in 693 patients. Obstet Gynecol. 1998;92(2):281–5.

[11] Spelzini F, Frigerio M, Manodoro S, Interdonato ML, Cesana MC, Verri D, Fumagalli C, Sicuri M, Nicoli E, Polizzi S, Milani R. Modified McCall culdoplasty versus Shull suspension in pelvic prolapse primary repair: a retrospective study. Int Urogynecol J. 2016;28(1):65–71. https://doi.org/10.1007/s00192–016–3016–6.

[12] Morgan DM, Rogers AM, Huebner M, Wei JT, DeLancey JO. Heterogeneity in anatomic outcome of sacrospinous ligament fixation for prolapse. Obstet Gynecol. 2007;109: 1424–33.

[13] Barber MD, Maher C. Apical prolapse. Int Urogynecol J. 2013;24:1815–33.

[14] Matthew D, Barber MD, Brubaker L, Burgio KL. Factorial comparison of two transvaginal surgical approaches and of perioperative behavioral therapy for women with apical vaginal prolapse: the OPTIMAL Randomized Trial. JAMA. 2014;311(10):1023–34.

[15] Petri E, Ashok K. Sacrospinous vaginal fixation–current status. Acta Obstet Gynecol Scand. 2011;90:429–36.

[16] Maher CF, Murray CJ, Carey MP, et al. Iliococcygeus or sacrospinous fixation for vaginal vault prolapse. Obstet Gynecol. 2001;98:40–4.

[17] Serati M, Braga A, Bogani G, Roberti Maggiore UL, Sorice P, Ghezzi F, Salvatore S. Iliococcygeus fixation for the treatment of apical vaginal prolapse: efficacy and safety at 5 years of follow–up. Int Urogynecol J. 2015;26:1007–12.

[18] Milani R, Cesana MC, Spelzini F, Sicuri M, Manodoro S, Fruscio R. Iliococcygeus fixation or abdominal sacral colpopexy for the treatment of vaginal vault prolapse: a retrospective cohort study. Int Urogynecol J. 2014;25:279–84.

[19] Shull BL, Bachofen C, Coates KW, Kuehl TJ. A transvaginal approach to repair of apical and other associated sites of pelvic organ prolapse with uterosacral ligaments. Am J Obstet Gynecol. 2000;183:1365–73. discussion 1373–1364.

[20] Karram M, Goldwasser S, Kleeman S, Steele A, Vassallo B, Walsh P. High uterosacral vaginal vault suspension with fascial reconstruction for vaginal repair of enterocele and vaginal vault prolapse. Am J Obstet Gynecol. 2001;185:1339–43.

[21] Silva WA, Pauls RN, Segal JL, Rooney CM, Kleeman SD, Karram MM. Uterosacral ligament vault suspension: five–year outcomes. Obstet Gynecol. 2006;108:255–63.

[22] Milani R, Frigerio M, Manodoro S, Cola A, Spelzini F. Transvaginal uterosacral ligament hysteropexy: a retrospective feasibility study. Int Urogynecol J. 2016;28(1):73–6. https://doi. org/10.1007/s00192–016–3036–2.

[23] Weber AM, Walters MD. Anterior vaginal prolapse: review of anatomy and techniques of surgical repair. Obstet Gynecol. 1997;89:311–8.

[24] Richardson AC, Lyon JB, Williams NL. A new look at pelvic relaxation. Am J Obstet Gynecol. 1976;26:568–73.

[25] Porges RF, Smilen SW. Long–term analysis of the surgical management of pelvic support defects. Am J Obstet Gynecol. 1994;171:1518–26.

[26] Weber AM, Walters MD, Piedmonte MA, Ballard LA. Anterior colporrhaphy: a randomized trial of three surgical techniques. Am J Obstet Gynecol. 2001;185:1299–306.

[27] Shull BL, Benn SJ, Kuehl TJ. Surgical management of prolapse of the anterior vaginal segment: an analysis of support defects, operative morbidity, and anatomic outcome. Am J Obstet Gynecol. 1994;171:1429–36. discussion 1436–1439.

[28] Jonsson Funk M, Visco AG, Weidner AC, Pate V, Wu JM. Long–term outcomes of vaginal mesh versus native tissue repair for anterior vaginal wall prolapse. Int Urogynecol J. 2013;(8):1279–85.

[29] Jeffcoate TN. Posterior colpoperineorrhaphy. Am J Obstet Gynecol. 1959;77:490–502.

[30] Kahn MA, Stanton SL. Posterior colporrhaphy: its effect on bowel and sexual function. Br J Obstet Gynaecol. 1997;104:82–6.

[31] Mellegren A, Anzen B, Nilsson BY, Johansson C, Dolk A, Gillgren P, Bremmer S, Holmström B. Results of rectocele repair: a prospective study. Dis Colon Rectum. 1995;38:7–13.

[32] Richardson CA. The rectovaginal septum revisited. Its relationship to rectocele and its importance to rectocele repair. Clin Obstet Gynecol. 1993;36:976–83.

[33] Cundiff GW, Weidner AC, Visco AG, Addison WA, Bump RC. An anatomic and functional assessment of the discrete defect rectocele repair. Am J Obstet Gynecol. 1998;179:1451–7.

[34] Porter WE, Steele A, Walsh P, Kohli N, Karram MM. The anatomic and functional outcomes of defect–specific rectocele repairs. Am J Obstet Gynecol. 1999;181:1353–9.

[35] Abramov Y, Gandhi S, Goldberg RP, Botros SM, Kwon C, Sand PK. Site–specific rectocele repair compared with standard posterior colporrhaphy. Obstet Gynecol. 2005;105:314–8.

[36] Reiffenstuhl G, Platzer W, Knapstein P. Surgical technique: colpocleisis. In: Vaginal operations: surgical anatomy and technique. 2nd ed. Baltimore: Williams and Wilkins; 1996. p. 161–76.

[37] DeLancey JOL, Morley GW. Total colpocleisis for vaginal eversion. Am J Obstet Gynecol. 1997;176:1228–35. discussion 1232–1235.

[38] Hoffman MS, Cardosi RJ, Lockhart J. Vaginectomy with pelvic herniorrhaphy for prolapse. Am J Obstet Gynecol. 2003;189:364–70. discussion 370–371.

[39] FitzGerald MP, Brubaker L. Colpocleisis and urinary incontinence. Am J Obstet Gynecol. 2003;189:1241–4.

第 9 章　骶骨固定术：传统腹腔镜手术与机器人辅助手术

Sacrocolpopexy: Conventional Laparoscopic Versus Robot–Assisted Approach

Andrea Minervini　Giampaolo Siena　Riccardo Campi　Christian Wagner
Gianni Vittori　Filippo Annino　Richard Gaston　著
安　方　孙秀丽　吴桂珠　译

一、骶骨固定术手术指征

盆腔器官脱垂（POP）是指盆腔器官（子宫、膀胱和直肠）脱出到阴道口或脱出至阴道口外。盆腔器官脱垂在临床妇科检查中常见，在生育女性中占 40%～60%[1, 2]。年龄达到 80 岁女性中，6%～20% 将接受手术治疗[3]。

盆腔器官脱垂的病因是复杂和多因素的。由于肥胖、吸烟、人均寿命延长、分娩数量增加等危险因素导致盆腔器官脱垂在人群中尤其是老年女性中越来越常见。

脱垂的治疗方式取决于患者脱垂的严重程度、症状、整体健康水平和术者的专业水平和能力。通常，保守治疗或者物理治疗适用于脱垂程度较轻、有生育要求或身体一般情况较差及不接受手术的患者[4]。

对于脱垂程度较轻的患者可以进行物理治疗和盆底肌肉锻炼。对于脱垂程度较重的患者，可以选择子宫托治疗。但是，由于放置子宫托经常引起不适感，医生通常会建议手术修复。每年因盆腔器官脱垂进行手术的比例是每 1000 名妇女中有 1.5～1.8 例，发病高峰年龄在 60—69 岁[5, 6]。同时，1/3 的进行过盆底脱垂修复手术的女性，到 80 岁会因脱垂复发需要第 2 次手术修复[7]。

盆腔器官脱垂手术修复的目的主要包括恢复阴道解剖结构、恢复或维持正常膀胱功能、肠道功能及性功能[4]。近几十年来，不同的手术技术被广泛讨论。

作为一种成熟的被广泛应用的修复一水平缺陷的手术方式，骶骨固定（sacrocolpopexy，SC）对于伴或不伴有生殖器官脱垂的子宫骶韧带和阴道旁组织松弛均有较高的治愈率[8-12]。因此，骶骨固定术在治疗阴道穹窿脱垂（vaginal vault prolapse，VVP）中作为A类证据推荐[11]。骶骨固定术还可以应用于复杂脱垂和经阴道修补术后复发的脱垂患者。对于年龄小于60岁，性生活活跃女性的脱垂修补手术，骶骨固定术可以恢复盆腔解剖并保持阴道长度和阴道轴，其治疗效果持久，性交困难少见。并且因补片为无菌放置，其术后补片感染和侵蚀的风险不高。

骶骨固定术经常在腹腔镜下进行，可以机器人辅助或不用机器人辅助。目前，腹腔镜下骶骨固定术（laparoscopic sacrocolpopexy，LSC）被广泛应用，很多文章报道其治疗效果持久[13]。然而，适应证和手术技术没有统一标准，因国家而异。此外，该技术因为需要较多缝合而具有难度，机器人辅助技术具有更好的可视化及操作的灵活性，使缝合更容易更高效，从而得以推广。机器人辅助的腹腔镜骶骨固定术（robotic sacrocolpopexy，RASC）在女性盆腔器官脱垂手术中应用越来越多[14]。

二、手术步骤

（一）机器人辅助下骶骨固定术（RASC）

1. 患者体位

患者膀胱截石位，仰卧在手术台上，双腿固定在 Allen 马镫腿架上，以便定位达芬奇机器人。摆好头低足高仰卧体位后，会阴应位于手术床的边缘，便于使用举宫器或阴道拉钩。在诱导麻醉期间预防性使用抗生素。消毒铺单后，留置导尿管。

术中必须使用头低足高的仰卧位，如同时要行抗尿失禁手术，则患者腿的摆放要方便移动，以便在骶骨固定手术结束后将患者摆成截石位置；否则患者需要摆体位，重新消毒铺单。

2. 穿刺孔位置

盆底手术的穿刺孔位置可以按照 W 形排列（图 9-1 左）或按照线性分布（图 9-1 右），如机器人辅助的腹腔镜前列腺切除术，镜头可以放置在脐水平。手术台放置为一个适当的头低足高位置，患者头部朝下 20°～25°，以便肠道远离手术视野。

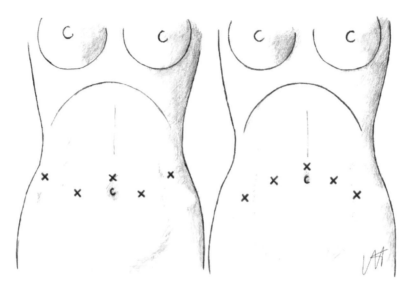

▲ 图 9-1 机器人辅助下骶骨固定术（RASC）的穿刺孔位置，呈 W 形（左）或线性（右）穿刺孔位置排布

通常使用 4 个机械臂，监视镜头为 0° 或 30°。术中使用的机器人器械包括一把双极电凝钳，一把抓钳，机器人单极剪刀和一把大持针器。此外还需要阴道举宫器或阴道拉钩以便在术中调整阴道的位置。

3. 网片形状

经常使用的是不可吸收网片（聚丙烯或软性聚丙烯），15cm×10cm，手术前准备好。

将网片裁剪成前片和后片两部分：后片为 4cm×6cm 的长方形，铺平放置于直肠阴道间隙，底边呈凹形，两根长 10～12cm 缝线在凹端两侧结扎并留 2cm 长的线尾，网片中央连接一条长尾网（图 9-2A 左）。前网片为 4cm×6cm，放置于分离后的阴道前壁下，底边呈凸形，在中间用 1～2 根 16cm 长的不可吸收缝合线结扎并留 2cm 长线尾，网片右侧连接一条长尾网（图 9-2A 右）。另一种形状的网片如图 9-2B 所示。两个网片的总长度约 15cm。尾部网片多余的长度没有什么意义，可以剪除。

4. 骶岬显露和后腹膜打开

机器人操作手臂器械放置于腹腔后，右侧髂血管和右侧输尿管，子宫连同右侧卵巢和输卵管，阴道断端，Douglas 窝和直肠被确定为最重要的标志（图 9-3）。为了更好地暴露 Douglas 窝，可经腹壁用 0 号或 2-0 号带针尼龙线向前上方牵拉子宫或使用举宫器。也可使用抓钳牵拉子宫以便灵活变动子宫位置。

在乙状结肠的右侧打开覆盖在骶岬前方的腹膜，注意避免损伤髂血管和右侧输尿管。腹膜打开后，骶骨和前纵韧带可作为解剖标识。延右侧子宫骶韧带右侧向下剪开后腹膜并越过右侧子宫骶韧带直至 Douglas 窝（图 9-3）。于阴道断端处向上牵拉阴道后壁，于 Douglas 窝打开直肠阴道间隙，将阴道后壁与直肠分离（图 9-4）。阴道拉钩尽量前倾以伸展子宫骶韧带以便打开 Douglas 窝游离直肠。腹膜后切口与 Douglas 窝切口之间不完全剪开而是在下方分离保留一段腹膜成为腹膜桥，这将使放置网片后的后腹膜关闭更加容易，使术者在后路网片固定后可立即关闭 Douglas 窝，而不必再悬吊暴露腹膜。

向下牵拉深层腹膜，进入直肠阴道筋膜的无血管区。应从中央靠近阴道后壁开始

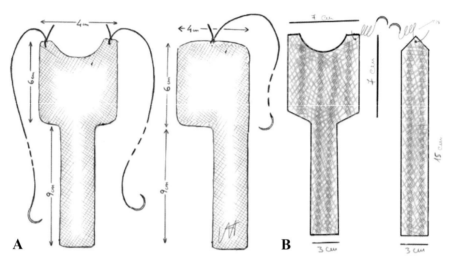

▲ 图 9-2　前后网片形状

A. 后片（左）和前片（右），网片于佛罗伦萨（意大利）Careggi 医院泌尿科应用；B. 后片（左）和前片（右）网片的形状，在多纳托医院（意大利）和圣奥古斯汀医院（法国）泌尿科使用

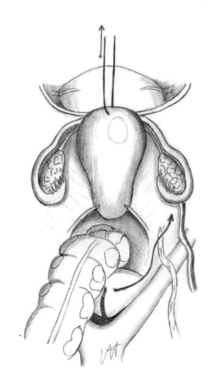

◀ 图 9-3　腹膜切口
浅表切开覆盖骶岬的腹膜，向远端伸展直到 Douglas 窝，切口右侧是 Douglas 窝，避免损伤髂血管和右侧输尿管

分离直肠阴道间隙。

沿直肠周围脂肪向下顿性分离直至双侧肛提肌腱膜。分离过程中应该注意不要损伤直肠血管（痔神经丛）（图 9-4）。

5. 后路网片固定和 Douglas 窝关闭

使用不可吸收线将提前裁剪成形的后路网片远端与阴道后壁最远端和双侧的肛提肌腱膜缝合，避免缝合肛提肌肌纤维（图 9-5）。在这个步骤中，在体外提前缝合后路网片的两针缝线将加快这一手术步骤。

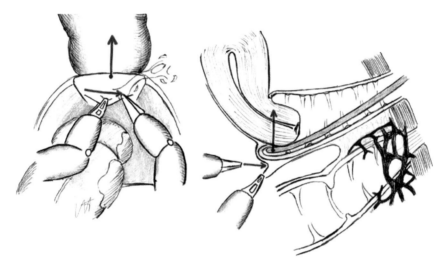

▲ 图 9-4　分离阴道后壁
后路网片远端固定于阴道后壁与直肠间隙，需要提前分离此解剖位置。打开 Douglas 窝，分离阴道后壁与直肠

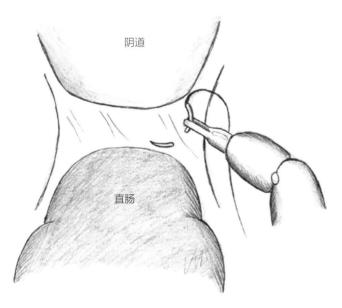

◀ 图 9-5　固定后路网片
将预成形的后路网片远端应用不可吸收线与阴道后壁和双侧的肛提肌腱膜缝合固定，避免缝合肛提肌肌纤维

在分离缝合过程中应避免损伤外侧直肠中动脉和直肠神经丛。因此，应最小范围分离直肠表面以减少术后便秘的发生率。对于直肠脱垂的患者，这一步骤更需要小心。

此时，Douglas 窝处的腹膜切口可使用 3-0 号可吸收编织缝线缝合，后路网片的尾部可经过 Douglas 窝的腹膜切口，于预先留置的腹膜桥下方穿过放置于骶骨岬前方。

6. 分离膀胱阴道间隙

类似于分离阴道直肠间隙，打开膀胱与阴道前壁之间的腹膜间隙，分离阴道前壁。阴道拉钩放置于前穹窿（图 9-6）。从膀胱和阴道之间的中线开始分离。阴道前壁类似白色珍珠的结构为标志点。使用双极或单极电凝止血，以减少阴道周围小血管出血。阴道拉钩应具有足够的张力以准确暴露阴道前壁，方便找到膀胱和阴道前壁之间的正确解剖（图 9-6）。

应在外侧进行分离，暴露阴道前外侧壁，并向上部进行分离，直至到达膀胱后三角区。可通过移膀胱内的尿管球囊来确定解剖位置。这个步骤中，不要太靠近膀胱颈，以减少术后尿急的发生率。

7. 前路网片固定

此时，使用 2-0 号不可吸收丝线将前支网片固定在阴道前壁远端两侧（图 9-7）。缝线应不超过阴道壁，同时避免穿过阴道黏膜。在体外预先裁剪好前路网片可以加快

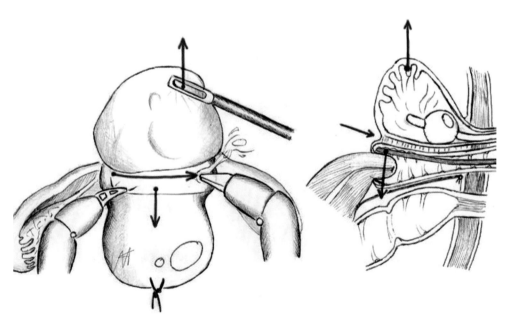

▲ 图 9-6　分离膀胱阴道

阴道拉钩插入前穹窿，向下推。膀胱被机器人第 3 只机械臂轻轻地向上提起。然后切开膀胱和阴道之间的腹膜，游离阴道前壁。从膀胱和阴道之间的中线开始分离。阴道前壁类似白色珍珠结构为标志点

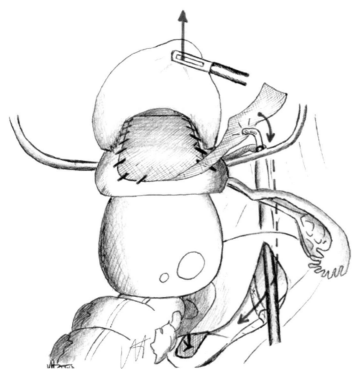

◀ 图 9-7 前路网片固定

将前路网片固定在阴道前壁内侧壁。缝线应避免穿过阴道黏膜。在保留子宫病例中，前支网片的尾部通过右侧阔韧带的隧道到达骶岬

这一手术步骤。

在保留子宫病例中，前路网片的尾部通过右侧阔韧带的隧道到达骶岬（图 9-7）。在这种情况下，使用单或双 2-0 号编织针将网片预先固定在子宫颈上，使之稳定，避免向下滑动。

8. 脱垂复位和固定网片至骶岬

排垫乙状结肠，暴露骶岬区域。如果需要，此时可以通过牵拉阴道前后壁网片，将脱垂的器官恢复至正常位置。前后网片的尾部展平，放置后需要保留有轻微张力。用一或两根不可吸收、多股丝线缝合线将网片固定到骶岬骨的前纵向韧带上。然后取出阴道拉钩，检查脱垂修复效果。

9. 腹膜化

最后，使网片表面完全腹膜化。网片表面完全覆盖腹膜是很重要的，以避免术后肠疝，肠梗阻、粘连或炎症反应。通常不需要留置腹腔引流管。

10. 术后管理

术后第 1 日早晨拔除尿管。术前 6 周开始使用阴道局部雌激素软膏，可持续使用 3 个月。恢复正常解剖后，可能会使隐匿性压力性尿失禁变为显性。如果出现术后新发压力性尿失禁，可于术后 3～6 个月行无张力尿道中段悬吊带术。

（二）腹腔镜骶骨固定术（LSC）

腹腔镜手术和机器人辅助手术大部分手术步骤是相同的，也有一些不同之处。由于缺乏第 4 个机械臂，牵拉可以通过助手或缝线牵拉来完成。术中触觉反馈可以帮助寻找骶岬位置，尤其是在肥胖人群中。也可以调整网片于恰当的张力，尤其是前路网片的张力。在腹腔镜手术过程中，可以在不同的时段调节患者头高脚低位的程度，避免患者在整个手术过程中都有严重的头低体位。

术者在左边，助手在右边。第二助手位于患者两腿之间，使用阴道拉钩或者举宫器辅助。器械护士在术者和器械的左侧，桌子在护士左边。通常需要 4 个穿刺孔。主要标志有脐部、耻骨联合和左右髂前上棘。一个 12mm 穿刺孔，放置 0° 或者 30° 镜头，一个 5mm 穿刺孔位于脐部与耻骨联合中间，两个 5mm 穿刺孔（或者一个 5mm 和一个 12mm 穿刺孔）位于髂前上棘内上 2～3cm 处。所需器械包括无损伤抓钳、双极钳、单极弯曲剪刀、吸引器、腹腔镜持针器 2 个（或腹腔镜持针器和抓钳各 1 个）和超声刀（可选）。

套管针放置形成气腹后，即开始手术。首先，牵拉乙状结肠，暴露直肠子宫间隙。为更好暴露术野，可以将乙状结肠系膜缝合到侧腹壁，并用 0 号或 2-0 号缝线缝合穿出腹壁向上提起或者使用举宫器。

在直肠阴道间隙分离过程中，为更好地暴露直肠的前外侧面、阴道后壁和肛提肌腱膜，可以通过旋转 30° 镜使其向上，这样可以更清楚地显示直肠阴道间隙。

网片固定在肛提肌筋膜两侧。用 180° 旋转的持针器缝合。最终关闭 Douglas 窝，将网片固定在腹膜后，邻近子宫骶韧带。

像机器人手术一样，在乙状结肠的右侧打开覆盖骶岬的腹膜。通过腹腔镜器械尖端的触觉反馈来感觉骶岬。助手使用腹腔镜无损伤钳向后牵拉肠管。术者用单极剪刀切开后腹膜，左手握钳将腹膜提起，以免伤到骶前血管。

经阴道前壁分离膀胱及前路网片固定后，再次向外侧牵拉乙状结肠以暴露骶岬。通过牵拉阴道前后壁网片，恢复脱垂器官位置，纠正脱垂。前后网片的尾部展平，放置后保持轻到中等的张力。此过程中触觉反馈使这一手术步骤变得容易些，特别是保留子宫的病例中尤为明显。由于子宫的存在使我们无法直观地验证脱垂复位的程度，此时可将阴道拉钩或窥器从阴道取出，直视检查盆底器官脱垂矫正的效果。

三、开腹手术与微创骶骨固定术效果评价及并发症的文献综述

自从 1962 年开始应用以来[15]，骶骨固定术被证明对顶端脱垂的修复效果持久而有效。多年来，开腹骶骨固定术已经有了标准操作步骤，随着微创手术的出现（腹腔镜和机器人）其手术步骤发生了改变，并成为近十年来应用最广泛手术方式。

（一）骶骨固定与经阴道手术

2016 年 Cochrane 数据库综述了 6 个有关骶骨固定术与经阴道脱垂修补手术比较的随机对照试验[16]。其中 3 个试验比较了开腹骶骨固定术与经阴道骶棘韧带悬吊术的疗效[17-19]：一个试验比较了开腹骶骨固定术与经阴道高位骶韧带悬吊的疗效[20]，一个试验比较了腹腔镜骶骨固定术与经阴道网片修复术[21]，另外一个试验比较了开腹或腹腔镜下骶骨固定术与应用网片的经阴道高位骶韧带悬吊术[16]。这个 Meta 分析结果表明，经阴道脱垂修复手术（包括各种经阴道手术方式），无论是否放置网片，其术后效果均低于骶骨固定术，尤其是在以下方面存在明显差异：自觉脱垂症状（RR 2.11，95%CI 1.1～4.2），脱垂复发风险（RR 1.9，95%CI 1.3～2.7），因脱垂复发而再次手术的风险（RR 2.3，95%CI 1.2～4.3），术后压力性尿失禁的风险（RR 1.9，95%CI 1.2～2.9）和性交困难的风险（RR 2.5，95%CI 1.2～5.5）[16, 22]。

另一篇由妇产科手术医生团队报道的系统综述，显示骶骨固定术较经阴道自体组织修复手术有更好的解剖复位[23]。然而在本项研究中，通过随机对照研究和队列研究，发现两组在二次手术率和术后性功能方面没有差异。在这篇综述中，骶骨固定术后更容易出现肠梗阻或小肠阻塞（2.7% vs. 0.2%，$P < 0.01$），补片或缝合并发症（4.2% vs. 0.4%，$P < 0.01$）和血栓栓塞性疾病（0.6% vs. 0.1%，$P = 0.03$）。

（二）开腹骶骨固定术（ASC）

开腹骶骨固定术（abdominal sacrocolpopexy，ASC）已被多项观察研究和临床队列研究证明是一种有效修复顶端脱垂的手术方式，手术有效率为78%～100%[22]。多项研究显示开腹骶骨固定术在脱垂症状改善、尿路症状和生活质量方面为最佳手术方式[18, 24]。

一篇系统综述报道，开腹骶骨固定术后因脱垂再次手术、术后压力性尿失禁和网片侵蚀率的中位数分别为 4.4%（0%～18.2%）、4.9%（1.2%～30.9%）和 3.4%。尽管不同文献报道的骶骨固定术的有效率定义不同，CARE 试验通过术后长期随访（5～7 年）得出结论，其术后客观脱垂复发率为 24%～48%，7 年累积网片侵蚀率为 10.5%[26]。

Nygaard 等[25] 研究表明，开腹骶骨固定术后最常见的并发症除网片侵蚀、伤口并发症（4.6%）外，还有出血（4.4%）、膀胱损伤（3.1%）、输尿管损伤（1.0%）、肠损伤（1.6%）和切口疝（5%）。CARE 试验发现胃肠道症状是一个显著的不良反应，发生率为 1/20 [27]。

（三）腹腔镜与机器人辅助骶骨固定术

标准腹腔镜骶骨固定术已被报道多年，它最大限度地减少了开腹手术的创伤，同时与开腹骶骨固定术有相似的手术成功率。然而腹腔镜下缝合和网片放置的难度使该术式学习曲线长，限制了其更广泛的应用。大部分前瞻随机对照研究结果显示，腹腔镜骶骨固定术与开腹路径的治疗效果相同，并且具有出血少、住院时间短和伤口并发症少的优点[22, 28, 29]。

因此，在过去 10 年里，腹腔镜骶骨固定术已经被世界上许多外科医生所使用，作为开腹骶骨固定术的替代，以微创的方式实现开腹手术的步骤，同时减少围手术期并发症和缩短住院时间。目前，多项短期和中期前瞻和回顾性研究显示腹腔镜骶骨固定术客观成功率和主观成功率分别为 60%～100% 和 79%～98%[30-32]。数项前瞻研究证明腹腔镜骶骨固定术在改善主观症状和生活质量方面具有显著效果[33, 34]。

尽管腹腔镜手术具有临床优势，但在世界范围内应用该方法仍受限制，主要因为腹腔镜下固定网片需要的缝合和打结技术学习曲线长，难度大。在一项评估学习曲线的研究中，分析了一名外科医生完成的 206 例手术，需经过 90 例手术后其手术时间达到稳定状态，为 175min；研究得出结论，医生需要至少 60 例手术的实践才能掌握本项手术技术（根据定义仔细评估手术时间和并发症）[35]。

随着达芬奇手术机器人系统的普及，更多的复杂的腹腔镜重建手术已经被机器人辅助手术替代，如 Anderson-Hynes 肾盂成形术或输尿管再植。达芬奇系统提供的技术优势包括 3D 视觉效果，画面可放大 10 倍，术者双手操作空间和设备移动空间更加自由。以上优势使腹腔镜手术经验较少和经验丰富的手术医生均可以运用机器人辅助系统。

第一例机器人辅助骶骨固定术是由 Di Marco 和同事在 2004 年完成[36]。从此之后，它越来越受到泌尿科和妇科医生的欢迎。

越来越多的机器人骶骨固定手术在世界范围内进行，这反映了此项技术无须像腹腔镜技术一样克服相对较长的学习曲线。事实上，许多外科医生已经开始使用机器人辅助系统进行微创的骶骨固定术，目的是利用优化的 3D 视野、灵活性和人机工程学改进手术步骤和缩短整体学习曲线[22]。有限的数据表明，在进行 20 例机器人辅助手术后，术者的手术时间明显缩短，手术效率显著提高[37]。

近期的一篇系统回顾文献分析了接受机器人辅助骶骨固定术的 1488 例患者的情况，其客观治愈率和主观治愈率分别为 84%～100% 和 92%～95%，网片侵蚀率为 2%（0%～8%）[8]。整体上，术后并发症患病率为 11%（0%～43%），严重并发症生率为 2%。而开腹骶骨固定术的严重并发症为 1%（0%～5%）。

到目前为止，有两项随机对照试验比较了腹腔镜骶骨固定术和机器人辅助骶骨固定术的疗效[33, 38]。Anger[38] 等的多中心随机对照试验结果说明，与开腹手术相比，机器人辅助骶骨固定术有较高的手术费用和术后 6 周内的医疗费用（19 616/11 573 美元，20 898 美元 /12 170 美元；$P < 0.001$），但排除了机器人仪器费用，6 周的医疗费用在两组之间没有差异（13 867/12170 美元；$P = 0.06$）。手术时间及术后 1 周疼痛评分在 RASC 组较高，而术后 1 年症状、生活质量、性功能方面两组没有差异[39]。另一项单中心随机试验中比较了机器人辅助骶骨固定术和腹腔镜骶骨固定术在 Ⅱ～Ⅳ 期的子宫切除术后阴道穹窿脱垂患者的疗效，Paraiso 等[33] 证实机器人辅助骶骨固定术的手术时间更高，费用也明显高于腹腔镜组，术后疼痛及非甾体抗炎药物的需求也较高，而在术后 1 年的解剖恢复或生活质量指标上两组无差异。

除了这些随机对照试验的结果之外，最近几项对比研究表明，腹腔镜骶骨固定术和机器人辅助骶骨固定术在手术有效率和并发症方面相似，但机器人辅助手术时间更长[22]。

微创骶骨固定术的并发症和后遗症主要包括新发压力性尿失禁、排便功能障碍（包括排便困难、排便梗阻，出口型便秘）、性交困难，出血、中转开腹手术和补片侵蚀。在 Meta 分析中，Serati 等[8] 报道机器人辅助手术转换为其他手术方式的概率为 1%，其中 79% 是从机器人手术转换为开腹手术，原因与术中粘连、暴露困难和术中并发症处理有关，21% 从机器人手术转换为腹腔镜手术，14% 是由于机器人设备故障，7% 是由于术中粘连。

关于腹腔镜骶骨固定术和机器人辅助骶骨固定术的并发症和围手术期不良事件，Unger 等[40] 的回顾性分析显示，膀胱损伤和估计出血量超过 500ml 的发生率，在机器人组更高（3.3% vs. 0.4%，$P= 0.04$；2.5% vs. 0%，$P= 0.01$）。相反，一项纳入了 6 个小样本研究的 Meta 分析发现，机器人辅助手术的失血量更低（50ml/155ml，$P < 0.001$），其他并发症的发生率两组相似[8]。

腹腔镜骶骨固定术术后脱垂复发率和网片侵蚀率分别为 4%～18%（随访 12～14 个月）和 1%～7%[22]。同时报道了开腹手术后因脱垂二次手术和新发尿失禁的概率为 2% 和 5%。腹腔镜骶骨固定术后因脱垂二次手术的概率为 5.6%，术后并发症发生率为 3.4%。

无论手术方式如何（开腹，腹腔镜或机器人），都需要关注网片暴露率[41]。值得注意的是，阴道网片暴露的风险在术中同时行子宫切除术的患者中明显增高（8.6%），而在子宫切除术后发生脱垂而进行骶骨固定术的患者中阴道网片暴露概率显著减少（2.2%）（$P < 0.05$）[42]。

开腹、腹腔镜或者机器人辅助骶骨阴道或者骶骨宫颈固定术后内脏（膀胱、直肠）网片侵蚀的报道较少（0.1%）[13, 43]。腹腔镜骶骨固定术后脊柱炎和盆腔脓肿报道很少，估计患病率为 0.1%～0.2%[22]。腹腔镜手术转为开腹手术很少被认为是一种并发症。根据术者经验不同，中转开腹概率平均为 3%[22]。开腹、腹腔镜或者机器人辅助骶骨固定术后平均膀胱损伤率为 0.6%～2%。穿刺孔位置、组织分离或缝合可能导致膀胱损伤。膀胱损伤可以在术中直接修补或术后长期保留尿管期待自然愈合。平均肠损伤率为 0.07%～1%[22]。与开腹骶骨固定术相比，腹腔镜手术可以减少围术期出血量。无论何种手术方式，一般手术的出血量较少（150～200ml），需要输血的情况很少（1%）。在出血量方面，术中同时进行子宫切除术可增加整体出血量。骶骨固定术后排便梗阻发生较少报道（2%）。文献报道了小肠梗阻和穿刺孔部位疝发生率（0.2%）。最后，血管损伤很少见（1%）。值得注意的是，开腹或腹腔镜下的骶骨阴道固定术 / 子宫固定术后有患者死亡的病例报道[22]。经腹手术，死亡率为 0.05% ～ 0.1%，开腹和腹腔镜手术无差异[43]。

结论：骶骨固定术治疗盆腔器官脱垂的手术效果满意，机器人辅助手术与腹腔镜手术效果相似。然而，机器人辅助手术费用昂贵且手术时间长。尽管机器人辅助手术可能还有其他好处如缩短学习曲线、改善工作条件，提高工作效率，增加灵巧性等，这些仍然需要继续研究。随着手术效果的提高和费用的下降，机器人辅助骶骨固定术的适应证预计将增加。

参 考 文 献

[1] Handa VL, Garrett E, Hendrix S, et al. Progression and remission of pelvic organ prolapse: a longitudinal study of menopausal women. Am J Obstet Gynecol. 2004;190(1): 27–32.

[2] Hendrix SL, Clark A, Nygaard I, et al. Pelvic organ prolapse in the Women's Health Initiative: gravity and gravidity. Am J Obstet Gynecol. 2002;186(6):1160–6.

[3] Smith FJ, Holman CD, Moorin RE, Tsokos N. Lifetime risk of undergoing surgery for pelvic organ prolapse. Obstet Gynecol. 2010;116(5):1096–100.

[4] Maher C, Feiner B, Baessler K, Schmid C. Surgical management of pelvic organ prolapse in women. Cochrane Database Syst Rev. 2013;30(4):CD004014.

[5] Boyles SH, Weber AM, Meyn L. Procedures for pelvic organ prolapse in the United States, 1979–1997. Am J Obstet Gynecol. 2003;188(1):108–15.

[6] Shah AD, Kohli N, Rajan SS, Hoyte L. The age distribution, rates, and types of surgery for pelvic organ prolapse in the USA. Int Urogynecol J Pelvic Floor Dysfunct. 2008;19(3):421–8.

[7] Gerten KA, Markland AD, Lloyd LK, Richter HE. Prolapse and incontinence surgery in older women. J Urol. 2008;179(6):2111–8.

[8] Serati M, Bogani G, Sorice P, et al. Robot–assisted sacrocolpopexy for pelvic organ prolapse: a systematic review and meta–analysis of comparative studies. Eur Urol. 2014;66(2):303–18.

[9] Pan K, Zhang Y, Wang Y, et al. A systematic review and meta–analysis of conventional laparoscopic sacrocolpopexy versus robot–assisted laparoscopic sacrocolpopexy. Int J Gynaecol Obstet. 2016;132(3):284–91.

[10] Ploumidis A, Spinoit AF, De Naeyer G, et al. Robot–assisted sacrocolpopexy for pelvic organ prolapse: surgical technique and outcomes at a single high–volume institution. Eur Urol. 2014;65(1):138–45.

[11] Merseburger AS, Herrmann TR, Shariat SF, et al. EAU guidelines on robotic and single–site surgery in urology. Eur Urol. 2013;64(2):277–91.

[12] Costantini E, Brubaker L, Cervigni M, et al. Sacrocolpo- pexy for pelvic organ prolapse: evidence–based review and recommendations. Eur J Obstet Gynecol Reprod Biol. 2016;205:60–5.

[13] Lee RK, Mottrie A, Payne CK, Waltregny D. A review of the current status of laparoscopic and robot–assisted sacrocolpopexy for pelvic organ prolapse. Eur Urol. 2014;65(6):1128–37.

[14] Clifton MM, Pizarro–Berdichevsky J, Goldman HB. Robotic female pelvic floor reconstruction: a review. Urology. 2016;91:33–40.

[15] Lane F. Repair of posthysterotomy vaginal–vault prolapse. Obstet Gynecol. 1962;20:72–7.

[16] Maher C, Feiner B, Baessler K, et al. Surgery for women with apical vaginal prolapse. Cochrane Database Syst Rev. 2016; (10).

[17] Benson JT, Lucente V, McClellan E. Vaginal versus abdominal reconstructive surgery for the treatment of pelvic support defects: a prospective randomized study with long–term outcome evaluation. Am J Obstet Gynecol. 1996;175(6):1418–21.

[18] Maher CF, Qatawneh A, Dwyer P, et al. Abdominal sacral colpopexy or vaginal sacrospinous colpopexy for vaginal vault prolapse. A prospective randomized trial. Am J Obstet Gynecol. 2004;190:20–6.

[19] Lo TS, Wang AC. Abdominal colposacropexy and sacrospinous ligament suspension for severe uterovaginal prolapse: a comparison. J Gynecol Surg. 1998;14:59–64.

[20] Rondini C, Braun H, Alvarez J, et al. High uterosacral vault suspension vs sacrocolpopexy for treating apical defects: a randomized controlled trial with twelve months follow–up. Int Urogynecol J. 2015;26(8):1131–8.

[21] Maher C, Feiner B, DeCuyper E, et al. Laparoscopic sacral colpopexy versus total vaginal mesh for vaginal vault prolapse: a randomized trial. Am J Obstet Gynecol. 2011;204(4):360 e1–7.

[22] Abrams P, Cardozo L, Wagg A, Wein A. Incontinence. 6th edition 2017. 6th International Consultation on Incontinence. Tokyo: ICS–ICUD; 2016. ISBN: 978–0–9569607–3–3.

[23] Siddiqui NY, Grimes CL, Casiano ER, et al. Mesh sacrocolpopexy compared with native tissue vaginal repair: a systematic review and meta–analysis. Obstet Gynecol. 2015;125(1):44–55.

[24] Brubaker L, Nygaard I, Richter HE, et al. Two–year outcomes after sacrocolpopexy with and without burch to prevent stress urinary incontinence. Obstet Gynecol. 2008;112:49–55.

[25] Nygaard IE, McCreery R, Brubaker L, et al. Abdominal sacrocolpopexy: a comprehensive review. Obstet Gynecol. 2004;104(4):805–23.

[26] Nygaard I, Brubaker L, Zyczynski HM, et al. Long–term outcomes following abdominal sacrocolpopexy for pelvic organ prolapse. JAMA. 2013;309(19):2016–24.

[27] Whitehead WE, Bradley CS, Brown MB, et al. Gastrointestinal complications following abdominal sacrocolpopexy for advanced pelvic organ prolapse. Am J Obstet Gynecol. 2007;197:78 e1–7.

[28] Freeman R, Pantazis K, Thomson A, et al. A randomised controlled trial of abdominal versus laparoscopic sacrocolpopexy for the treatment of post–hysterectomy vaginal vault prolapse: LAS study. Int Urogynecol J. 2013;24:377–84.

[29] Tyson MD, Wolter CE. A comparison of 30–day surgical outcomes for minimally invasive and open sacrocolpopexy. Neurourol Urodyn. 2015;34(2):151–5.

[30] Higgs PJ, Chua HL, Smith AR. Long term review of laparoscopic sacrocolpopexy. BJOG. 2005;112(8):1134–8.

[31] Rivoire C, Botchorishvili R, Canis M, et al. Complete laparoscopic treatment of genital prolapse with meshes including vaginal promontofixation and anterior repair: a series of 138 patients. J Minim Invasive Gynecol. 2007;14(6):712–8.

[32] Sarlos D, Brandner S, Kots L, et al. Laparoscopic sacrocolpopexy for uterine and post–hysterectomy prolapse: anatomical results, quality of life and perioperative outcome—a prospective study with 101 cases. Int Urogynecol J Pelvic Floor Dysfunct. 2008;19(10):1415–22.

[33] Paraiso M, Jelovsek J, Frick A, Chen C, Barber M. Laparoscopic compared with robotic sacrocolpopexy for vaginal prolapse: a randomized controlled trial. Obstet Gynecol. 2011;118(5):1005–13.

[34] Sergent F, Resch B, Loisel C, Bisson V, Schaal JP, Marpeau L. Mid–term outcome of laparoscopic sacrocolpopexy with anterior and posterior polyester mesh for treatment of genito–urinary prolapse. Eur J Obstet Gynecol Reprod Biol. 2011;156:217–22.

[35] Claerhout F, Roovers JP, Lewi P, et al. Implementation of laparoscopic sacrocolpopexy—a single centre's experience. Int Urogynecol J Pelvic Floor Dysfunct. 2009;20(9):1119–25.

[36] Di Marco DS, Chow GK, Gettman MT, Elliott DS. Robotic–assisted laparoscopic sacrocolpopexy for treatment of vaginal vault prolapse. Urology. 2004;63(2):373–6.

[37] Geller EJ, Lin FC, Matthews CA. Analysis of robotic performance times to improve operative efficiency. J Minim Invasive Gynecol. 2013;20(1):43–8.

[38] Anger J, Mueller E, Tarnay C, Smith B, Stroupe K, Rosenman A, et al. Robotic compared with laparoscopic sacrocolpopexy: a randomized controlled trial. Obstet Gynecol. 2014;123(1):5–12.

[39] Mueller MG, Jacobs KM, Mueller ER, et al. Outcomes in 450 women after minimally invasive abdominal sacrocolpopexy for pelvic organ prolapse. Female Pelvic Med Reconstr Surg. 2016;22(4):267–71.

[40] Unger CA, Walters MD, Ridgeway B, et al. Incidence of adverse events after uterosacral colpopexy for uterovaginal and posthysterectomy vault prolapse. Am J Obstet Gynecol. 2015;212(5):603.e1–7.

[41] De Gouveia De Sa M, Claydon LS, Whitlow B, Dolcet Artahona MA. Robotic versus laparoscopic sacrocolpopexy for treatment of prolapse of the apical segment of the vagina: a systematic review and meta–analysis. Int Urogynecol J. 2016;27(3):355–66.

[42] Gutman R, Maher C. Uterine–preserving prolapse surgery. Int Urogynecol J. 2013;24(11):1803–13.

[43] De Gouveia De Sa M, Claydon LS, Whitlow B, Dolcet Artahona MA. Laparoscopic versus open sacrocolpopexy for treatment of prolapse of the apical segment of the vagina: a systematic review and meta–analysis. Int Urogynecol J. 2016;27(1):3–17.

第 10 章　盆腔器官脱垂的经阴道网片修复：迈向新时代

Transvaginal Mesh Repair for Pelvic Organ Prolapse: Toward a New Era

Vincenzo Li Marzi　Jacopo Frizzi　Riccardo Campi　Sergio Serni　**著**

吴晓彤　孙秀丽　**译**

一、阴道网片植入术的介绍和历史

盆腔器官脱垂（pelvic organ prolapse，POP）的外科治疗在女性中很常见，并且正在逐渐增加。随着女性寿命的延长，她们对绝经后的生活质量具有更高的期望，包括积极的生活方式和更好的性生活质量。

当女性生殖器官支持结构有缺陷无法对正常腹内压力做出反应时，或正常盆腔器官支持结构长期暴露于高腹腔压力时，就可能发生盆腔器官脱垂。

据统计，因 POP 接受手术治疗的女性从 6.3% 增长到了 19%[1]，而这其中 30% 的女性因脱垂复发接受过两次及以上的手术治疗[2]。一些文献报道初次盆底重建手术后复发的再手术率为 43%～58%[3]。

为了降低手术失败后的高复发率、提高患者的生活质量、重建盆腔解剖及重新恢复盆腔器官功能，从 20 世纪 80 年代初开始，妇科医生开始应用移植替代物来加固盆底。起初这些植入替代物并非为专门针对修复盆底脱垂手术研发，而是妇科医生借鉴了自 20 世纪 50 年代以来在外科盛行的疝修补术的补片。

受普外科用补片进行疝修补术的启发，妇科医生应用补片进行盆腔器官脱垂的修补并遵循外科疝修补术的治疗原则。

鉴于腹部疝补片修复术的高成功率，20 世纪 90 年代中期治疗压力性尿失禁（stress urinary incontinence，SUI）的经阴道合成材料吊带开始应用，随后发明了经闭孔吊带悬吊术并得到广泛应用，这些共同推动了用于 POP 修复手术的合成材料补片产业的快速发展[4]。

事实上，在 1955 年就有了第 1 例关于在膀胱膨出修复术中应用钽网片的研究报道[5]。研究人员继续探索是否有其他材料适用于人类，并在 20 世纪 70 年代第一次报告了异种胶原网片在泌尿外科手术中的应用[6]。在 1992 年，Zacharin[7] 报道了将切除的阴道壁全层（自体组织）作为复发性 POP 修复术的植入材料。在 20 世纪 80 年代和 90 年代，许多作者报道了应用"自裁"补片进行经阴道盆底重建手术的经验。关于合成补片的概述在表 10-1 进行了总结。

表 10-1 首次应用经阴道合成网片治疗 POP 的文献总结

作者 / 年份	病例数（N）	网片类型	随访时间	成功率（%）	网片相关并发症	参考文献
Julian TM/1996	24	聚丙烯	24	100	25%	[8]
Flood CG/1998	142	聚丙烯	38	100	2.1%	[9]
Nicita G/1998	44	聚丙烯	13.9	93.2	0%	[10]
Mage P/1999	46	聚酯	26	100	2.1%	[11]
Migliari R/1999	15	混合纤维	23.4	93.4	–	[12]
Weber AM/2001	35	多糖 910	23.3	42	–	[13]
Sand PK/2001	80	多糖 910	12	75	–	[14]
Shah DK/2004	29	聚丙烯	25.1	94.1	0%	[15]

继尝试使用 PTFE（Gore-Tex^{TM}）网片后，用于腹部疝修补术的聚丙烯网片（Marlex$^®$）开始应用于盆底手术，有很多文献报道应用聚丙烯网片进行膀胱膨出修复手术取得了良好的效果[8-15]，但在功能恢复和网片相关并发症方面的结果存在争议[8-16]。

随着制造商对聚丙烯网片的兴趣越来越大，第一个专门用于 POP 修复手术的盆底补片产品（Gynemesh PS TM，Ethicon）于 2002 年获得美国食品和药物监督管理局（food and drug administration，FDA）的批准。在接下来的几年里，逐渐发展为成品网片套盒。除补片外，套盒中还包括有用于穿刺及辅助放置补片在相应间隙中的器械（表 10-2）。

外科网片套盒不断完善，增加了新的穿刺器、组织锚钉装置、外科手术技术说明书，并引入了可吸收和（或）生物材料。在相关产业的大力推动下，美国和欧洲市场推

表 10-2　补片植入手术时间轴

年　份		补片用途 / 厂家
1996	FDA 批准第一款经阴道网片	压力性尿失禁 / 波科国际医疗公司
1998	随着无张力阴道胶带（tension-free vaginal tape, TVT）的引入，SUI 手术呈现出革命性的变化	POP/ 波科国际医疗公司和强生公司
2002	FDA 批准了第一个用于 POP 的网片（Gynemesh PS™）	POP/ 波科国际医疗公司和强生公司
2004	FDA 批准了第一个经阴网片套盒	POP/ 美国医疗系统（American medical systems, AMS）
2005	Ethicon 于 2005 年开始销售 Gynecare Prolift Kit，没有得到 FDA 的市场批准。FDA 指责强生公司，但还是在 2008 年批准了 Prolift	POP/ 波科国际医疗公司和强生公司
2012	Ethicon 宣布，它将不再生产和销售阴道网产品（Prolift，Gynemesh）和（TVT-Secur）	POP 和 SUI/ 波科国际医疗公司和强生公司
2016	恩多国际（Astora）暂停生产阴道网片产品，中尿道吊带（Monarc）和迷你弧	POP 和 SUI/ 远藤国际

出了越来越多的网片套盒，至 2010 年市场上已经有近 100 种网片套盒产品。普遍认为补片套盒的优势在于减少手术创伤、手术操作步骤更加标准化、更快的学习曲线以及经阴道途径同时修复多个腔室缺陷的可能性[17-20]。初期的一些研究结果表明补片修复手术的复发率低于传统自体组织修补术，但这些研究普遍质量不高且随访时间较短[21]。

这些成功报道使得网片在妇科医生和泌尿科医师中广受欢迎，不仅因为他们借此可为患者提供更好的治疗效果，同时也可在各自的专业外科领域中不断进行新术式探索。

鉴于传统脱垂修复手术后的高复发率，因此毫无意外的很多妇科泌尿医生选择在盆底重建手术中应用网片植入[22]。

制造商的市场销售数据表明，2010 年约 300 000 名妇女在美国接受了 POP 修复手术。根据业界估计，有 1/3 的妇女接受了网片植入术，其中 3/4（约 75 000 名）为经阴道路径。

网片应用的快速增加也加速了各种术后并发症的发生。在西弗吉尼亚州，大约有 7 万例关于网片植入后并发症的诉讼[23]。此外，2005 年 1—12 月 FDA 登记了 3979 例与网片相关的损伤及功能障碍的并发症。

FDA 在 2008 年发出警告，提醒放置网片术后可能发生不良事件，且并非罕见[24-26]。

2011 年，随着报道的不良反应病例数的增加，FDA 相继发出了"安全通告""与治疗 POP 的阴道补片相关的严重并发症的更新"，指出经阴道网片植入术应引起高度关注[24-26]。

FDA 在更新的通告中强调，确认安全通报的目的是告知手术医生和患者，与 2008 年的公共健康须知（public health notification，PHN）声明相反，治疗 POP 的经阴道网片植入引起严重并发症的风险并不罕见。通告强调，经阴道网片植入手术后由于网片收缩引起的阴道缩短、挛缩和（或）疼痛等术后并发症的风险之前并未引起重视，通告还同时为患者和医生提供了相关建议[24]。因此，FDA 在 2011 年再次发出警告，建议 POP 手术中谨慎使用网片，因为目前尚不清楚在 POP 修复术中，是否使用合成网片优于或劣于传统的阴道手术（表 10-3）。

表 10-3　关于阴道网片的 FDA 警告和声明

年　份		
2008	FDA 公共健康通	FDA 向医疗保健提供者发布了一份关于用于 POP 和 SUI 的网片相关并发症的通讯
2011	FDA 安全通知	FDA 更新的安全通讯是告知医疗保健提供者和患者，与经阴道 POP 修补术相关的严重并发症的风险并不罕见，与 2008 年 PHN 中所述的内容相反
2012	FDA 开始发布 522 份市场监测研究	FDA 开始向 POP 和 SUI 的经阴道网片发出 522 份后市场监测研究
2016	经阴道 POP 修复手术网片的重新分类	FDA 正在发布一项最终命令，将经阴道 POP 修复的手术网片从 Ⅱ 类重新分类为 Ⅲ 类
2017	522 份市场后监测研究出版物开始	公布 522 项后市场监测研究的第一个结果可能在 2017 年开始

FDA 的声明开始在患者、医生和媒体中引起了极大的困惑。声明中没有提到传统的非网片手术也可发生此类并发症，因此网片相关并发症的发生率可能被高估。但这些并发症并没有区分是与用于 POP 修复术的网片还是抗尿失禁的吊带相关，这导致了错误信息从媒体到公众认知的恶性循环。网络上的新闻多数为诉讼导向而不是科学导向，使得妇科泌尿医生以及相关的科学发现被放在次要的地位[27]。多个因素促使并发症报道的增加，包括临床上妇科泌尿专科手术中网片使用数量的增加、继 2008 年 PHN 声明后对与网片相关潜在并发症的再认识、市场上新的网片不断出现以及与网片相关

的不良事件的增加[24]。

甚至在 2015 年，新出现和新确定的健康风险科学委员会（Scientific Committee on Emerging and Newly Identified Health Risks，SCENIHR）批准了有关"妇科泌尿手术中网片的安全性"的文件。SCENIHR 报告说，网片植入术后的临床结果可能与以下因素相关：网片自身材质特点、产品设计、植入体内的网片的大小、网片放置途径、患者特征、手术方式（例如子宫切除术）和外科医生的经验。在为患者推荐合适的手术方式时要综合考虑上述各方面[28]。

FDA 在 2016 年 1 月发布了有关网片植入手术的最新"警告"，其中 FDA 的委员会确认并强调了 2011 年通告的内容。将用于经阴道修复 POP 的网片分类级别从Ⅱ类提升为Ⅲ类（高风险耗材），并且要求厂家在正式上市前需要通过上市前批准申请（premarket approval application，PMA）来确保网片的安全性和有效性。FDA 对于经阴道网片风险的重新分类的依据是，现有的关于网片的对照研究不足以证明网片的安全性和有效性。此外，在没有明确的收益大于风险的证据支持下，根据 FDA 的资料，使用经阴道网片进行 POP 修复的手术会带来健康风险，如前所述，有潜在的损伤或未知的疾病风险。实际上，FDA 认为目前也没有足够的证据支持禁用阴道网片。经阴道网片治疗 POP 的安全性和有效性还没有明确，尚需要收集更多相关的临床证据。同时也需要更多的临床证据来促使 FDA 实施合理的管控措施以降低风险，或更明晰阴道网片的优势。此外，FDA 相信经阴道网片对于一些特定的 POP 患者如复发或重度的 POP 患者具有潜在的优势。FDA 报告中总结，与经阴道网片相关的各类风险在各个腔室的修复中是相似的，并且尽管网片是加固盆底支持的理想材料，但在改善症状和提高生活质量方面，经阴道网片并未显示有超越自体组织修复的优势。

FDA 修订了之前大家对于外科补片普遍的认定，指明所提到的补片材质除了合成材料外，还包括有非合成材料或混合型材料[29]。需要强调的重要一点是，这些警告仅针对经阴道补片，不针对经腹放置的补片及抗尿失禁手术吊带[27]。这些年来，许多诉讼已经使网片生产公司付出了高昂的诉讼赔偿并遭受公众的负面评价。因此，对医生和器械公司的诉讼导致许多外科医生停止使用这类网片。2012 年 6 月，迫于大量法律赔偿的压力和 FDA 日益升级的警告，Ethicon 公司宣布不再继续生产和销售阴道网片，因为其已不能给公司带来利润。同样地，在 2016 年，Endo International 公司宣布关闭旗下 Astora 妇女健康部并停止销售其产品。外科医生、专业机构及竞争对手们对于

Endo International 的决定均深感意外[22]。

基于此，面对 FDA 关于经阴道网片的多次警告及相关公司的商业决定，POP 的外科治疗也在不断变化[30]。随着时间的推移，阴道网片修补术在 POP 修复手术中的占比逐渐降低，从 2008 年的 27%，在 FDA 关于阴道网片的第一次通告时降为 15%，到 FDA 第 2 次警告时减至 5%，直至 2011 年底仅剩 2%。自体组织阴道前 / 后壁修复术和顶端悬吊术的占比增加，而阴道闭合术的百分比保持不变[30]。世界范围内骶骨固定术增加了 25.5%[31]。在 2015 年发表的一篇文章中，334 名 IUGA 成员回答了一项调查。大多数答复来自欧洲（40%）和北美（23%）。在 FDA 发布关于经阴道网片的严重并发症安全性通告后，45% 的应答者报告减少了阴道网片的使用，而 31% 的人报告没有影响或他们没有使用过阴道网片（23.6%）[32]。此外，在同一时期，因网片并发症原因而再次手术的数量也有所增加。然而，外科手术模式改变的确切的潜在原因仍然不完全清楚。鉴于 FDA 的公告与所看到的模式之间的时间巧合，FDA PHN 可能是这一趋势背后的一个主要因素。在 FDA PHN 之后，针对经阴道网片的法律诉讼的激增也可能对医生和患者的利益产生重大影响。尽管 FDA 没有强制召回经阴道网片产品，但一些制造商已经从市场上大量撤回了其产品，因经阴道网片产品的减少也使相应的手术方式锐减。最后，我们猜测由于媒体对网片及网片相关的修复手术案例的广泛报道和相应的法律事件的增加，促使一些接受过阴道网片植入术的患者要求对其植入的网片进行取出修复[33]。

二、为什么要使用阴道网片进行 POP 修复

2016 年，Cochrane 系统评价分析了不同修复方法行前盆腔重建术的效果，共纳入了 37 项研究，包括 4023 名女性[34]。旨在比较应用不可吸收补片与自体组织修补术的临床结局。结果显示自体组织修复手术的复发率明显高于聚丙烯补片植入术（RR 0.66，95%CI 0.54～0.81，$I^2 = 3\%$）。这表明，如果 19% 的女性在自体组织修复后再次出现脱垂症状，那么仅有 10%～15% 的女性在接受永久性网片植入修补术后再次出现脱垂症状。网片组 POP 的重复手术率较低（RR 0.53，95%CI 0.31～0.88；12 个随机对照组，$I^2 = 0\%$）。此外，网片修补术后经妇科检查确认的复发率也低于自体组织修复组（RR

0.40，95%CI 0.30～0.53；21 个随机对照试验，I^2 =73%）。这意味着如果 38% 的女性在自体组织修复术后出现复发性脱垂，那么仅有 11%～20% 的女性会在网片手术后复发。

在进一步的 2 个随机对照试验中，比较了不可吸收网片与经阴道筋膜修补术治疗前盆腔缺陷的临床结局，结果显示网片手术组与自体组织组相比，具有更佳的解剖学复位，客观治愈率分别为 12.9% 和 39.6%。同时网片组脱垂症状改善率也高于自体组织组（15% vs. 25.7%）[35, 36]。

这些结果也得到了文献中发表的最新数据的证实，通过 5 年的随访，发现接受合成网片修复术患者的主观和客观成功率均得到肯定，生活质量也显著提高[37]。

Lamblin 等[38]对因有症状的 POP-Q Ⅲ期或Ⅳ期的阴道前壁脱垂接受不同手术方式的患者的临床结果进行比较，术式为阴道前壁修补术加阴道悬吊术和经阴道网片植入术（AMS Perigee 经闭孔前腔室修补系统）。虽然两组患者的生活质量总体上都有所改善，但经闭孔阴道网片术后 2 年的解剖结果优于阴道悬吊术。网片特别适用于阴道前壁补术。

Svabik 等[39]对接受两种标准手术治疗的有肛提肌损伤的脱垂患者的临床结果进行比较：应用补片的全盆底重建术（prolift total）和子宫切除加经阴道双侧骶棘韧带悬吊术。经过 1 年的随访，骶棘韧带悬吊术的解剖失败率高于全盆底重建术（prolift total）。

Milani 等[40]比较了合成网片与自体组织手术修 POP 的效果：术后解剖复位和功能恢复结果，以及术后新发性交困难。对于前盆腔缺陷，有令人信服的证据表明，使用合成网片治疗阴道前壁脱垂在主观和客观上都优于自体组织修复术。然而，网片植入术和自体组织修复术在健康相关的生活质量方面没有差异。在合成网片组，未行修补的阴道腔室术后新发脱垂的发生率显著高于自体组织组。也没有证据表明两组在脱垂复发需要再次手术的比例及术后性交困难或性功能障碍方面有显著差异。

对于后盆腔修复，有中等级别证据表明，使用网片可提高客观治愈率但前壁新发脱垂的比例增高，但在主观治愈率和术后新发压力性尿失禁方面两者没有显著差异[40]。

对于一个以上腔室的修补术，Meta 分析显示，使用网片可提高主客观治愈率，但未经治疗的腔室的新发脱垂概率也显著提高。在患者满意度、健康相关生活质量、因脱垂复发再次手术率、新发性交困难的后续手术、性功能评分或新发 SUI 方面没有差异。然而网片暴露的报道较常见，Meta 分析所选论文的随访时间主要是短期（12 个月），有些为中期（36 个月）[40]。

在最新的 Cochrane 系统分析中，前壁修复的网片暴露率为 10%（76/753），而在多腔室同时修复者中网片暴露率达 17%（58/344）[34]。

对于暴露/侵蚀的问题应该从不同的角度来看待。超过 1/3（35%）的暴露面积很小且无症状，它们在临床对照研究中很常见[24]。

另一个问题是修复后壁缺损，我们目前还没有可靠的研究来比较不可吸收补片和传统中线筋膜缝合手术的效果。少数可获得的研究表明，两种方法之间的短期疗效基本上没有显著差异[34]。

然而，当考虑到 Fritsch 等的解剖学研究时，关于直肠阴道筋膜的本质的讨论出现了[41]。这项研究强调，所谓的阴道直肠筋膜仅为与直肠外脂肪小叶间散布的索条相连的致密的结缔组织。所以，外科医生实施的后壁筋膜修复术到底修复的是什么组织还不很清楚。这为后腔室修复的最佳治疗策略的探索开辟了新的研究视角。

三、为什么不应该使用阴道网片进行 POP 修复

从 2008 年到 2010 年，FDA 报告网片的最常见并发症包括阴道网片侵蚀（也称为暴露、挤压或突出）、挛缩、疼痛（包括性交疼痛也称为性交困难）、感染、泌尿系统症状（新发 SUI）、出血和器官穿孔（图 10-1）。也有关于复发性脱垂、神经肌肉问题、阴

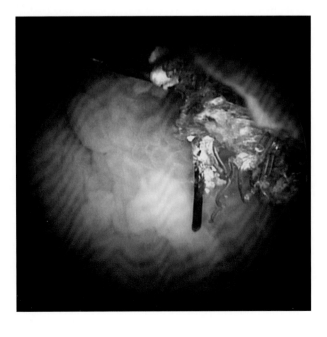

◀ 图 10-1　阴道网片手术术后 4 年，膀胱侧壁侵蚀的内镜观察

道瘢痕 / 挛缩和情绪问题的报道。许多上述问题需要额外干预，包括内科或外科治疗和住院。阴道挛缩在 2008 PHN 的最初 3 年内并无报道。

据报道，2008—2010 年，有 7 人死于 POP 修补术。对死亡报告的后续调查显示，其中 3 例死亡与网片并发症有关（其中 2 例肠穿孔，1 例出血）。其余 4 人死亡与网片并发症没有直接关系。

与自体组织修复相比，阴道网片植入术因网片侵蚀或 SUI 而再次手术的概率高于自体组织修复组，术中膀胱损伤及术后新发 SUI 的概率也高于后者。风险 – 收益分析显示初次手术时经阴道网片手术并未显示出优势。然而对于有高复发风险的患者，其获益可能大于风险，但目前尚无证据支持这一立场[29]。

一项包含 7000 多名女性的系统性回顾总结到，与经阴道网片修复手术相比，经腹脱垂修复手术（如骶骨固定术）发生网片相关并发症的概率更低，在 2 年的随访中，其网片侵蚀率为 4%[42]。与骶骨固定术或传统修复术相比，采用纠正顶端脱垂的经阴道网片植入术有较高的并发症发生率（分别为 7.2%、4.8% 和 1.9%）[43]。

不过对于脱垂修复手术，最重要的不是解剖复位结果，而应是盆腔器官功能的恢复，恢复解剖结构的同时更应注意维持性活跃妇女的正常性功能。事实上，性功能必须要考虑到，就这点而言，经腹途径和经阴道途径确有不同[44]。腹壁的构成特点是较少的血管和神经支配（不轮深部还是表面均仅有很少的神经受体分布）。

阴道壁表面由一层薄的黏膜构成，其上皮富含动脉和静脉血管，神经受体密度极高，对血中性激素水平非常敏感。因此，经阴道手术（补片植入术）可能会引起较严重的炎症反应，使阴道黏膜在愈合和重建过程发生异常情况，有时可严重影响妇女的性健康和身心健康[45]。

四、何时使用阴道网片进行 POP 修补术

在建议脱垂修复手术之前，必须考虑到，虽然盆腔器官脱垂是一种严重影响患者生活质量的疾病，但它是一种良性疾病而非致命性疾病。因此，手术应该能解决多方面的问题，包括恢复正常解剖和器官功能从而显著提高生活质量，同时要使手术损伤和并发症的风险降至最低。我们也需要知道在一定年龄的妇女，一定程度的脱垂

（Ⅰ～Ⅱ期）几乎总是无症状的，因此也可视为生理性的[44]。

因此，手术治疗仅适用于有症状的 POP 患者，且保守治疗方案（盆底康复、使用子宫托、局部激素治疗）不能改善症状或不被患者接受。经阴道网片用于 POP 重建手术的适应证目前已较局限。总的来说，经阴道网片置入术适用于高龄、性生活不活跃的患者，或作为一种替代方案用于初次手术后复发的患者，或用于有骶骨固定术禁忌证的患者。

术前应仔细评估并与患者充分沟通和讨论，全面考虑疾病的严重程度、患者的年龄、临床病史以及是否存在可能增加手术并发症风险的因素（BMI ＞ 30、糖尿病，大量吸烟、阴道萎缩、长期使用类固醇、免疫抑制药），对每个患者进行个体化术式选择。对于较年轻但合并便秘和慢性咳嗽的患者应谨慎评估，因这些并发症会增加复发的风险，尽管它们不是复发的绝对因素，尤其是在单个腔室脱垂的情况下[37, 45]。基于以上考虑，在目前的临床实践中应特别注意，在术前应与患者沟通，解释文献报道的各种术式的成功率、可选择的方式以及医生个人手术的成功率。此外，应详细解释与网片相关并发症的情况。

另一个需要考虑的因素是对合成网片的过敏反应。一个病例对照研究报道仅在少数妇女中检测到了淋巴细胞活化，后者提示有其超敏反应，但在过敏体质的人群中网片相关的超敏反应事件可能会增加。因此，即使无法预测，对于严重过敏体质或有自身免疫性疾病的患者，应谨慎使用网片[46]。

外科医生经验也是需要考虑的一个方面。事实上，许多研究表明，外科医生经验和并发症发生率有很强的相关性（2.9% vs. 15.6%）[47, 48]。手术能力在降低并发症发生率方面起着决定性的作用。因此，这种手术应该在手术量大的专业中心进行，并且只能由受过训练的盆底外科医生来实施[45, 47]。手术技术上的失误在经验不足的外科医生中最为常见，这增加了网片侵蚀的风险。这些技术上的失误中，最常见的是暴露、网片放置过浅（未进行所谓的全层剥离）、过多切除阴道壁（必须保持一定的松弛度）和网片的过度张力，尤其是如果同时进行子宫切除术，在阴道前壁的 T 形切口更易发生网片侵蚀。

Liang 等[49] 评估网片植入对非人灵长类动物阴道胶原和弹性蛋白代谢的影响。为了确定侵蚀率的差异是否由不同途径（经阴道或经腹）网片放置的位置不同而引起，Noblett 等[50] 发现经腹骶骨固定术和经阴道网片植入术时网片放置的位置相似，因此提示我们在经阴道操作时应尽量做到全层分离，这有助于降低网片暴露率[50]。

五、何时使用生物补片

作为合成类补片的替代品，近年来人们提出应用生物材料补片，后者可以降低侵蚀或感染的风险。但是尚缺乏其有效性的证据，尤其是远期疗效[34]。

应用尸体筋膜进行的前盆腔修复手术，无论是否同时行经阴道耻骨后吊带术，其报道的成功率为 81%～100%，并发症率也令人满意[51]。

Leboeuf 等[52] 回顾了 24 例自体组织 POP 修复术和 19 例猪真皮 POP 修复术。在 15个月的随访中，自体组和猪真皮补片组的成功率分别为 100% 和 84%。

Meschia 等[53] 在一项多中心随机临床试验中，比较了阴道前壁修补术和猪真皮替代修补术。猪真皮组术后 1 年的成功率为 93%，侵蚀率仅为 1%，自体组织修复手术的成功率为 81%。

在另一篇 RCT 中，Natale 等[54] 比较了聚丙烯网片与猪真皮补片的修补效果。术后两年时聚丙烯网片组侵蚀率为 6.3%，其阴道前壁复发率明显低于猪真皮组（28% vs. 44%）。猪真皮组的性功能优于聚丙烯网片组（P=0.03）。

Feldner 等[55] 在一项 RCT 研究中比较了阴道前壁修补术和猪小肠黏膜下层（small intestine submucosa，SIS）补片修补术，结果提示阴道前壁修补术后的客观失败率为33%，明显高于 SIS 组的 14%。

在一项随机对照试验中，Menefee 等[56] 比较了阴道前壁修补术、猪真皮阴道旁修补术和聚丙烯网片阴道旁修补术 3 种手术方法，结果显示聚丙烯网片术后的客观成功率高于猪真皮组（86% vs. 52%）和阴道前壁修补组（86% vs. 53%）。主观失败率无显著差异，分别为 3.4%、12% 和 13%。猪真皮组的移植物侵蚀率为 4.3%，聚丙烯网片组为 13.8%。

在最近关于阴道前壁脱垂手术治疗的 Cochrane 系统分析中，纳入了 8 项试验，比较了阴道前壁手术与几种生物移植物（猪真皮、猪小肠黏膜下层、尸体阔筋膜、牛心包）植入术的疗效。猪真皮补片、猪小肠黏膜下层补片和阴道前壁修补术在术后脱垂症状复发、经妇科检查确定的脱垂复发，以及因复发再次手术的概率方面无显著差异。生物补片组和阴道前壁自体组织修补组的脱垂症状复发或因复发再次手术的比例相似，但是，生物补片修复后的经妇科检查确定的阴道前壁脱垂复发率低于自体组织修补术组（RR 0.74，95% CI 0.55～0.99 N=646，I^2=29%，低质量证据）[34]。

六、结语

盆底重建手术的目的是恢复解剖、保持或恢复正常的肠道和膀胱功能，并维持性交能力。因此，为了获得最佳治疗效果，在手术前应充分了解患者的预期。

当计划手术治疗 POP 时，阴道顶端的修复是关键，因为许多研究证实了顶端支持是维持正常盆底解剖和确保手术成功的关键。

在手术治疗之前，对患者进行其他盆底疾病（尿失禁、排尿功能障碍、大便失禁、排便困难）的筛查和检测至关重要。保留子宫的益处越来越得到认可，并有数据支持其在维持盆底正常解剖中的作用[57-59]。

然而，目前为止还没有完美的手术技术来治疗 POP，迄今为止，既能恢复盆底解剖又可恢复功能且不良反应小的理想网片仍然有待研发。

在这种情况下，网片的确切效果仍然存在争议，尽管许多患者继续从中受益。由于网片相关并发症是其主要缺点，预防网片植入后并发症将是未来几年最大的挑战。创面愈合失败需要深入的评估，并挖掘宿主自身是否存在影响愈合的因素，这非常重要。手术技术、培训、患者选择和材料等方面仍需改进[27]。选择适当的患者，术前充分沟通至关重要，这是保证获得最佳手术效果的前提。

总的来说，到目前为止，经阴道植入网片治疗 POP 只适用于复杂的病例，尤其是初次修复手术失败或预期手术失败高风险的患者[28]。

未来的研究将着眼于研发理想的材料和改善手术技术，以使 POP 的补片修复术日趋完美。并且经阴道脱垂修复手术向前迈进的一个关键点是要跨越过去由公司宣传的阴道网片放置"既简单又快捷"的概念。事实上，FDA 从未对网片的使用提出过具体的禁忌证，而是强调要正确使用补片。为了使技术标准化，提高患者的治疗效果，避免网片植入术后并发症，并以最佳方式治疗此类并发症，关键的一步是将此类手术集中在具有丰富脱垂修复手术经验的中心来完成，并由经验丰富的医生将相关的知识和技巧传授给下一代盆底医生。因此，一些作者建议在现有国际指南和相关国际性协会的建议的基础上，应建立盆底专科医生认证体系，来进行盆底专家和专科医生的培训[28]。对 AUA（美国泌尿外科协会）成员进行的一项有趣的调查显示，31.9% 的受访泌尿科医生说，他们没有接受过任何正式的网片植入手术训练（不论是住院医师培训还是专科医生培训阶段）。只有 2/3 的泌尿科医生参加了行业赞助课程，接受了实践培训（包括尸体或模拟训练）[60]。Keys 等[61] 指出，只有那些有大量手术经验的医生才较少发生严重的需要再次手术治疗的并发症。根据这些概念，最近，欧洲泌尿外科协会和欧洲妇科泌尿协会联合发表了一份共识声明，其中建议仅在复杂病例中使用网片，并且仅限于接受过适当培训的外科医生。此外，应充分告知患者网片植入术与非网片手术的成功率及与网片相关的并发症情况，此数据应基于文献报道和医生自己的经验，并让患者主动参与到手术方式的决策中来[61]。

应用干细胞实现组织再生（即组织工程修复材料），从而促进损伤的盆底组织自我修复，这个理念可能会在未来成为除自体组织修复或网片修复手术外的一个新的POP 治疗选择。事实上已有研究证实可利用干细胞诱导尿道括约肌再生治疗压力性尿失禁[62]。

目前在经阴道 POP 手术中使用网片是可行的，但还需要研发更理想的补片材料来减少潜在的不良反应和并发症。必须强调的是，医生和机构应该同时提供经阴道和经腹（特别是微创）的手术方法，以便适应每位患者的特点为其提供个性化的治疗选择。

参 考 文 献

[1] Olsen AL, Smith VJ, Bergstrom JO, et al. Epidemiology of surgical managed pelvic organ prolapse and urinary incontinence. Obstet Gynecol. 1997;89:501.

[2] Porges RF, Smilen SW. Long term analysis of the surgical management of pelvic support defects. Am J Obstet Gynecol. 1994;171(6):1518–26.

[3] Smith FJ, Holman CD, Moorin RE, et al. Lifetime risk of undergoing surgery for pelvic organ prolapse. Obstet Gynecol. 2010;116:1096.

[4] Witheside JL, Weber AM, Meyn LA, et al. Risk fctors for prolapse recurrence after vaginal repair. Am J Obstet Gyncol. 2004;191:1533–8.

[5] Moore J, Armstrong JT, Willis SH. The use of tantalum mesh in cystocele with critical report of ten cases. Am J Obstet Gynecol. 1955;69(5):1127–35.

[6] Friedman EA, Meltzer RM. Collagen mesh prosthesis for repair of endopelvic fascial defects. Am J Obstet Gynecol. 1970;106(3):430–3.

[7] Zacharin RF. Free full–thickness vaginal epithelium graft in correction of recurrent genital prolapse. Aust N Z J Obstet Gynaecol. 1992;32(2):146–8.

[8] Julian TM. The efficacy of Marlex mesh in the repair of severe, recurrent vaginal prolapse of the anterior midvaginal wall. Am J Obstet Gynecol. 1996;175(6):1472–5.

[9] Flood CG, Drutz HP, Waja L. Anterior colporrhaphy reinforced with Marlex mesh for the treatment of cystoceles. Int Urogynecol J Pelvic Floor Dysfunct. 1998;9(4):200–4.

[10] Nicita G. A new operation for genitourinary prolapse. J Urol. 1998;160(3 Pt 1):741–5.

[11] Mage P. Interposition of a synthetic mesh by vaginal approach in the cure of genital prolapse. J Gynecol Obstet Biol Reprod. 1999;28(8):825–9.

[12] Migliari R, Usai E. Treatment results using a mixed fiber mesh in patients with grade IV cystocele. J Urol. 1999;161(4):1255–8.

[13] Weber AM, Walters MD, Piedmonte MR, Ballard LA. Anterior colporrhaphy: a randomized trial of three surgical techniques. Am J Obstet Gynecol. 2001;185(6):1299–304; discussion 1304–6.

[14] Sand PK, Koduri S, Lobel RW, Winkler HA, Tomezsko J, Culligan PJ, Goldberg R. Prospective randomized trial of polyglactin 910 mesh to prevent recurrence of cystoceles and rectoceles. Am J Obstet Gynecol. 2001;184(7):1357–62; discussion 1362–4.

[15] Shah DK, Paul EM, Rastinehad AR, Eisenberg ER, Badlani GH. Short–term outcome analysis of total pelvic reconstruction with mesh: the vaginal approach. J Urol. 2004;171(1):261–3.

[16] Lensen EJM, et al. Surgical treatment of pelvic organ prolapse: a historical review with emphasis on the anterior

compartment. Int Urogynecol J. 2013;24:1593–602.

[17] Committee on Gynecologic Practice. Committee Opinion no.513: vaginal placement of synthetic mesh for pelvic organ prolapse. Ostet Gynecol. 2011;118(6):1459–64.

[18] Chen CC, Ridgeway B, Paraiso MF. Biologic grafts and synthetic meshes in pelvic reconstructive surgery. Clin Obstet Gynecol. 2007;50(2):383–411.

[19] Amid PK. Classification of biomaterials and their related complications in abdominal wall hernia surgery. Hernia. 1997;1:15–21.

[20] Rogo–Gupta L, Rodriguez LV, Litwin MS, et al. Trends in surgical mesh use for pelvic organ prolapse from 2000 to 2010. Ostet Gynecol. 2012;120(5):1105–15.

[21] Sliva WA, Karram MM. Scientific basis for use of grafts during vaginal reconstructive procedures. Curr Opin Obstet Gynecol. 2005;17(5):519–29.

[22] Roovers J–P. Collaboration with the mesh industry: who needs who. Int Urogynecol J. 2016;27:1293–5. https://doi.org/10.1007/s00192–016–3075–8.

[23] Jonsson Funk M, Edenfield AL, Pate V, et al. Trends in use of surgical mesh for pelvic organ prolapse. Am J Obstet Gynecol. 2013;208(1):79–97.

[24] FDA safety communication. UPDATE on serious complications associated with transvaginal placement of surgical mesh for pelvic organ prolapse. Silver Spring; FDA July 27, 2011.

[25] FDA Executive Summary Surgical mesh for the treatment of women with pelvic organ prolapse and stress incontinence; Obstetric and Gynecology Devices Advisory Committee Meeting; 2011. Sept 8.

[26] ACOG. Joint recommendations issued on use of vaginal mesh for POP. November 21, 2011.

[27] Costantini E, Lazzeri M. What part does mesh play in urogenital prolapse management? Curr Opin Urol. 2015;25:300–4.

[28] SCENIHR Opinion on The safety of surgical meshes used in urogynecologicalsurgery. The SCENIHR approved this Opinion on 3 December 2015.

[29] FDA Strengthens requirement for surgical mesh for the tranvaginal repair of POP to address safety risks– Janury 4, 2016.

[30] Skoczylas LC, Turner LC, Wang L, Winger DG, Shepherd JP. Changes in prolapse surgery trends relative to FDA notifications regarding vaginal mesh. Int Urogynecol J. 2014;25(4):471– 7. https://doi.org/10.1007/s00192–013–2231–7.

[31] Haya N, Baessler K, Christmann–Schmid C, et al. Prolapse and continence surgery in countries of the organization for economic cooperation and development in 2012. Am J Obstet Gynecol. 2015;212:755.

[32] Ghoniem G, Hammett J. Female pelvic medicine and reconstructive surgery practice patterns: IUGA member survey. Int Urogynecol J. 2015;26(10):1489–94. https://doi.org/10.1007/ s00192–015–2734–5. Epub 2015 May 28

[33] Younger A, Rac G, Clemens JQ, Kobashi K, Nitti V, Jacobs I, Lemack GE, Brown ET, Dmochowski R, Maclachlan L. Pelvic organ prolapse surgery in academic female pelvic medicine and reconstructive surgery urology practice in the setting of the food and drug administration public health notifications. Urology. 2016;91:46–51. https://doi.org/10.1016/j. urology.2015.12.057.

[34] Maher C, Feiner B, Baessler K, et al. Transvaginal mesh or grafts compared with native tissue repair for vaginal prolapse (Review). Cochrane Database Syst Rev. 2016;11:CD004014.

[35] Nieminen K, Hiltunen R, Takala T, et al. Outcomes after anterior vaginal wall repair with mesh: a randomized controlled trial with 3 year follow–up. Am J Obstet Gynecol. 2010;203(3):235–8.

[36] Rudnicki M, Laurikainen E, Pogosean R, et al. A 3–year follow–up after anterior colporraphy compared with collagen coated transvaginal mesh for anterior vaginal wall prolapse: a randomised controlled trial. BJOG. 2016;123(1):136–42.

[37] Meyer I, McGwin G, Swain TA, et al. Synthetic graft augmentation in vaginal prolapse surgery: long–term objective and subjective outcomes. J Minim Invasive Gynecol. 2016;23:616–21.

[38] Lamblin G, Van–Nieuwenhuyse A, Chabert P, et al. A randomized controlled trial comparing anatomical and functional outcome between vaginal colposuspension and transvaginal mesh. Int Urogynecol J. 2014;25:961–70.

[39] Svabik K, Martan A, Masata J, et al. Comparison of vaginal mesh repair with sacrospinous vaginal colpopexy in the management of vaginal vault prolapse after hysterectomy in patients with levator ani avulsion: a randomized controlled trial. Ultrasound Obstet Gynecol. 2014;43:365–71.

[40] Milani AL, Vollebregt A, Roovers JP, Withagen MIJ. The use of mesh in vaginal prolapse. Ned Tijdschr Geneeskd. 2013;157(31):A6324. Review.

[41] Fritsch H, Lienemann A, Brenner E, et al. Clinical anatomy of the pelvic floor. Adv Anat Embryol Cell Biol. 2004;175:III–X, 1–64.

[42] Jia X, Glazener C, Mowatt G, Jenkinson D, Fraser C, Bain C, Burr J. Systematic review of the efficacy and safety of using mesh in surgery for uterine or vaginal vault prolapse. Int Urogynecol J. 2010;21(11):1413–31.

[43] Diwadkar GB, Barber MD, Feiner B, Maher C, Jelovsek JE. Complication and reoperation rates after apical vaginal prolapse surgical repair: a systematic review. Obstet Gynecol. 2009;113(2 Pt 1):367–73.

[44] Ellington DR, Richter HE. Indications, Controindications, and Complications of mesh in surgical Treatment of Peelvic Organ Prolapse. Clin Obstet Gynecol. 2013;56(2):276–88.

[45] Dallenbach P. To mesh or not to mesh: a review of pelvic organ reconstruttive surgery. Int J Womens Health. 2015;7:331–43.

[46] Wang AC, Lee L, Lin CT, et al. A istologic and immunohistochemical analysis of defective vaginal healing after continence taping procedures: a prospective case–controlled pilot study. Am J Obstet Gynecol. 2004;191:1868–74.

[47] Barski D, Otto T, Gerullis H. Systematic review and classification of complications after anterior, posterior,

apical and total vaginal mesh implantation for prolapse repair. Surg Technol Int. 2014;24:217–24.

[48] Achtari C, Hiscock R, O'Reilly BA, et al. Risk factors for mesh erosion after transvaginal surgery using polypropilene or composite polypropilene mesh. Int Uroynecol J Pelvic Floor Dyfunct. 2005;16(5):389–94.

[49] Liang R, Zong W, Palcsey S, et al. Impact of prolapse meshes on the metabolism of vaginal extracellular matrix in rhesus macaque. Am J Obstet Gynecol. 2015;212:174.e1–e17.

[50] Noblett K, Brueseke T, Lin F, Rosenblatt P. Comparison of location of mesh placed transvaginally vs mesh placed abdominally at the time of sacrocolpopexy. Int Urogynecol J. 2015;26:79–83.

[51] Maher C, et al. Pelvic organ prolapse surgery. In: Abrams P, Cardozo L, Wagg A, Wein A, editors. Incontinence: 6th International Consultation on Incontinence. Tokyo 2016; 2017. p. 1855–991.

[52] Leboeuf L, Miles RA, Kim SS, Gousse AE. Grade 4 cystocele repair using 4–defect repair and porcine xenograft acellular matrix (Pelvicol). Outcome measures using SEAPI. Urology. 2004;64(2):282–6.

[53] Meschia M, Pifarotti P, Bernasconi F, et al. Porcine skin collagen implants to prevent anterior vaginal wall prolapse recurrence: a multicenter, randomized study. J Urol. 2007;177(1):192–5.

[54] Natale F, La Penna C, Padoa A, et al. A prospective, randomized, controlled study comparing Gynemesh, a synthetic mesh, and Pelvicol, a biologic graft, in the surgical treatment of recurrent cystocele. Int Urogynecol J Pelvic Floor Dysfunct. 2009;20(1):75–81.

[55] Feldner PC, Castro RA, Cipolotti LA, et al. Anterior vaginal wall prolapse: a randomized controlled trial of SIS graft versus traditional colporrhaphy. Int Urogynecol J Pelvic Floor Dysfunct. 2010;21(9):1057–63.

[56] Menefee SA, Dyer KY, Lukacz ES, et al. Colporrhaphy compared with mesh or graft–reinforced vaginal paravaginal repair for anterior vaginal wall prolapse: a randomized controlled trial. Obstet Gynecol. 2011;118:1337–44.

[57] Maldonado PA, Wai CY. Pelvic organ prolapse new concepts in pelvic floor anatomy. Obstet Gynecol Clin North Am. 2016;43(1):15–26.

[58] Lee U, Raz S. Emerging concepts for pelvic organ prolapse surgery: what is cure? Curr Urol Rep. 2011;12(1):62–7.

[59] Elliott CS, Yeh J, Comiter CV, Chen B, Sokol ER. The predictive value of a cystocele for concomitant vaginal apical prolapse. J Urol. 2013;189(1):200–3.

[60] Keys T, Campeau L, Badlani G. Synthetic mesh in the surgical repair of pelvic organ prolapse: current status and future directions. Urology. 2012;80:237–43.

[61] Chapple CR, Cruz F, Deffieux X, et al. Consensus statement of the European Urology Association and the European Urogynaecological Association on the use of implanted materials for treating pelvic organ prolapse and stress urinary incontinence. Eur Urol. 2017;72(3):424–31. https://doi.org/10.1016/j.eururo.2017.03.048.

[62] Boennelycke M, Gras S, Lose G. Tissue engineering as a potential alternative or adjunct to surgical reconstruction in treating pelvic prolapse. Int Urogynecol J. 2013;24(5):741–7.

第 11 章 阴道后壁修补术的手术方式评估

Posterior Prolapse Repair: The Evolution of the Surgical Approach

Marco Soligo **著**

谈 诚 孙秀丽 **译**

在 Cundiff 等在 1998 年对历史进行的回顾中，我们可以了解到阴道后壁修补术的漫长历史和传统 [1]。早在 19 世纪早期即有了第 1 例阴道后壁修补术的报道。Fricke JC 在 1833 年使用 "elytrorrhaphy" 一词来描述一种分离并缝合阴道后壁以修复生殖器脱垂。随后在 1867 年，Simon G 首次使用 "posterior colporrhaphy" 描述阴道后壁修补术，以一种更激进的方式缝合阴道下段两侧的肛提肌形成下方的支架，支撑上方像囊袋一样的阴道顶端。他的理念被 Hegar 吸取，后者在 1870 年提出 colpoperineorrhaphy 一词，即阴道后壁 – 会阴体修补术，在阴道后壁修补术的基础上增加经典的三角形会阴体剥离黏膜。

在 19 世纪，阴道后壁修补术通常用于生殖器脱垂。因为缺乏对解剖和病生理的理解，在当时阴道后壁 – 会阴体修补术不止用来修复阴道后壁解剖缺陷，也被认为是盆腔器官脱垂独特的术式。实际上，阴道后壁 – 会阴体缝合术的目标是缩窄阴道管腔，加强会阴体的支撑作用以及部分关闭肛提肌裂孔。

回顾阴道后壁 – 会阴体缝合术的历史，我们可以发现在不同的时代，人们对于手术方式的误解和无知导致的一个微妙的误区。这个误区中的第一点就是事实上，在很长的时间里，阴道后壁 – 会阴体缝合术都被当作治疗所有类型的盆腔器官脱垂的手术方式。

随着时间的推移，对于解剖更深刻的理解催生了盆腔器官脱垂根据阴道部位的分类：如阴道前壁、阴道顶端、阴道后壁，从而产生了针对每一个不同脱垂部位的不同手术方式。

即便如此，传统的阴道后壁修补术在几十年过去后变化仍很小，最大的改变就是避免了最头侧肌肉组织的重叠缝合，从而降低术后疼痛和性交困难。在 20 世纪，妇科医生对于阴道后壁膨出的正确定义并不了解，只是笼统地称之为"直肠膨出"。这个词变得如此流行，以至于经过多年的批评和反驳，直到现在依然是检索阴道后壁松弛及其相关词汇的方法[2, 3]。

在 20 世纪后叶的早期，一些作者开始提出传统阴道后壁修补术后较高的性交困难的发生。直到 1978 年，Kahn 和 Stanton 增加了对发生率更高的排便困难的观察。

重视患者症状的这种认识与当今医学界对疾病的治疗方法不断发展的观念完全吻合，引发了将患者看作一个整体的关注。在 1948 年，世界卫生组织（World Health Organization，WHO）在其宪章中引入了关于健康的更广泛的定义，即"完全的身体、精神和社交健康状态，而不仅仅是没有疾病或虚弱"[2, 4]。而后在 1996 年，在 David L Sackett 等给 BMJ 写的题为"循证医学：是什么，不是什么"的著名信件中提到了循证医学的哲学起源，可以追溯到 19 世纪中叶甚至更早的时期[5]。

在这种情况下，必须开展更全面的后盆腔解剖与功能异常的治疗方法（即肛肠外科医生对直肠前腔的治疗）有了更深刻的理解。其中在 1961 年，Redding 首次在肛肠科医生中提出在手术处理其他直肠肛管疾病的同时加做阴道后壁修补术[6]。并且在 1967 年，Marks 在刊发于 *Diseases of the Colon and Rectum* 的题为《直肠膨出的直肠视角》的文章[6, 7]，他恰当地指出阴道后壁修补术后高发的排便问题，并主张同时行经肛门切除冗长的直肠黏膜。此后，多个作者主张使用经肛门手术治疗直肠膨出，声称手术成功率高达 85%[8-11]。

在此，我们的误区再次出现：在结直肠科的文献中，评估手术疗效的终点仅仅是功能的改善，即将排便功能障碍的改善作为结局。而从妇科医生的视角，则专注于阴道解剖复位。这种不可思议的误解持续了很长时间，并由此产生了极大的混乱。因此有必要在不同方法间进行直接比较。正如 2013 年 Karram 和 Maher 在关于阴道后壁脱垂手术的文献综述中提到的，经阴道手术在解剖学恢复方面优于经肛门手术，在一些病例中，症状改善也更有优势[3]。

事实上，阴道后壁脱垂的经阴道修补术取得了良好的结局。在解剖学复位方面有效率 76%～96%，其中术后性交困难发生率 18%，排便困难发生率 26%[3]。

在 1980 年至 1990 年之间，传统的阴道后壁修补术受到了特异位点修补术理念的挑战。该技术提出对每一处阴道直肠筋膜缺陷进行逐一缝合。两种手术方式的直接对比再次证明了中线筋膜缝合显著优于特异位点修补[12, 13]。

进入到 21 世纪后，与盆腔器官脱垂（POP）相关的功能障碍（如性功能或排便功能）的观念也在阴道后壁下降的病例中被逐渐接受。膀胱阴道直肠多重造影、功能性磁共振成像及近年的超声成像技术为这一理念增加了影像学基础，它们展示了与排便障碍相关的各种可能的肠道影像学异常。同时，一些研究者也提出，异常的影像学表现在无症状的患者中也很常见[14]。我们后续再讨论这一话题。

当我们提到阴道后壁修补术的不同手术方式，不得不指出的就是伴随着千禧年而来的经阴道网片植入的时代，这可能是女性生殖器脱垂组织缺陷的一种解决方案。该策略背后的逻辑来源于对传统筋膜重建手术的失败率的过度估计：即采用传统手术的最差结局来支持这项新技术。因此经阴道网片也被用来重建后盆腔。2008 年，NICE 会议上报道了超过 9 项研究（3 项 RCT 研究，417 例患者）。观察到在使用网片与未使用网片组相比，术后解剖失败率无统计学差异（分别为 20% vs. 14%）。且网片植入组有14% 网片暴露[15]。近期 Maher 等进行的 Cochrane 系统回顾（2016）提出，"风险收益比显示经阴道网片植入在初次手术中的作用有限"[16]。尽管对于复发风险较高的女性来说，收益可能大于风险，但目前尚无证据支持这一立场。当下，经阴道网片应用空间很小，除非材料技术带来实质性的创新。

作为替代方案，可以考虑经腹手术（腹腔镜或机器人手术），其成功率为 45%～91%[3]。这种方法的好处在于可以对结直肠进行全面的探查后，解决包括排便功能障碍在内的多重手术位点[17]。

在 2000—2010 年，越来越多的妇科医生在临床诊治 POP 时会进行询问肠道病史，在异常的病例中采用膀胱 - 阴道 - 直肠多重造影、肛门直肠测压和（或）肛管内超声检查手段进一步评估。多学科合作日益普遍，结直肠外科医生越来越多地参与多腔室脱垂患者的临床评估中，从而导致了手术时机的不同，首先进行经肛门手术还是经阴道手术，反之亦然，或者在某些情况下进行联合手术方案（经肛门和经阴道）。

在检查中妇科医生意识到功能障碍，而同时结直肠外科医生过分强调解剖缺陷对功能的作用时，误区再次出现。不幸的是，解剖学异常（直肠膨出、小肠疝、乙状结肠疝直肠肠套叠、直肠肛门套叠、直肠脱垂和孤立性直肠溃疡综合征）和功能障碍（慢传输型排便障碍或排便功能障碍，包括排便协同失调）之间复杂的组合方式使临床治疗变得极其复杂。Hale 和 Fenner 在 2016 年发表的文章"一贯不一致的阴道后壁"，这一标题传神地描述了这一困境。强烈建议希望诊治后盆底疾病的医生仔细阅读这篇文章。显然，每一个病例都应该经过全面细致的评估以及保守治疗。手术仍然是治疗方案的最后一步[17]。

Hale 和 Fenner 在 2016 年发表的论文结论中还介绍了未来的一个关键概念：患者。

越来越多的证据说明，手术的预后不单单是解剖和（或）功能的恢复。疾病对于生活质量的影响（health-related quality of life，HRQoL），患者对于手术效果的预期以及患者自我报告的结局（patient-reported outcomes，PRO）都应添加到解剖学复位和功能恢复数据中，作为评判"综合预后"的一项指标[18]。

参 考 文 献

[1] Cundiff GW, Weidner AC, Visco AC, et al. An anatomic and functional assessment of the discrete defect rectocele repair. Am J Obstet Gynecol. 1998;179(6 pt 1):1451–6.

[2] Soligo M. Posterior pelvic floor dysfunction: there is an immediate need to standardize terminology. Int Urogynecol J Pelvic Floor Dysfunct. 2007;18(4):369–71.

[3] Karram M, Maher C. Surgery for posterior vaginal wall prolapse. Int Urogynecol J. 2013;24:1835–41.

[4] World Health Organization. *WHO definition of Health*, Preamble to the Constitution of the World Health Organization as adopted by the International Health Conference, New York, 19–22 June 1946; signed on 22 July 1946 by the representatives of 61 States (Official Records of the World Health Organization, no. 2, p. 100) and entered into force on 7 April 1948. In: Grad FP (2002), "The Preamble of the Constitution of the World Health Organization". Bull World Health Organ. 80(12): 982.

[5] Sackett DL, Rosenberg WM, Gray JA, et al. Evidence based medicine: what it is and what it isn't. BMJ. 1996;312:71–2.

[6] Redding MD. The relaxed perineum and anorectal disease. Dis Colon Rectum. 1965;8:279–81.

[7] Marks MM. The rectal side of the rectocele. Dis Colon Rectum. 1967;10:387–8.

[8] Sullivan ES, Leaverton GH, Hardwick CE. Transrectal perineal repair: an adjunct to improved function after anorectal surgery. Dis Colon Rectum. 1968;11:196–14.

[9] Schapayak S. Transrectal repair of rectocele: an extended armamentarium of colorectal surgeons: a report of 355 cases. Dis Colon Rectum. 1985;28:422–33.

[10] Khubchandani IT, Clancy JP III, Rosen L, Riether RD, Stasik JJJ. Endorectal repair of rectocele revisited. Br J Surg. 1997;84(1):89–91.

[11] Arnold MW, Stewart WR, Aguilar PS. Rectocele repair four years' experience. Dis Colon Rectum. 1990;33(8):684–7.

[12] Abramov Y, Gandhi S, Goldberg RP, Botros SM, Kwon C, Sand PK. Site-specific rectocele repair compared with standard posterior colporrhaphy. Obstet Gynecol. 2005;105(2):314–8.

[13] Paraiso MF, Jelovsek JE, Frick A, Chen CC, Barber MD. Laparoscopic compared with robotic sacrocolpopexy for vaginal prolapse: a randomized controlled trial. Obstet Gynecol. 2011;118(5):1005–13.

[14] Palit S, Bhan C, Lunniss PJ, et al. Evacuation proctography: a reappraisal of normal variability. Colorectal Dis. 2014;16(7):538–46.

[15] National Institute for Health and Care Excellence (NICE). Surgical repair of vaginal wall prolapse using mesh. London: NICE; 2008.

[16] Maher C, Feiner B, Baessler K, et al. Transvaginal mesh or grafts compared with native tissue repair for vaginal prolapse (Review). Cochrane Database Syst Rev. 2016;(2):CD012079. https://doi.org/10.1002/14651858. CD012079.

[17] Hale DS, Fenner D. Consistently inconsistent, the posterior vaginal wall. Am J Obstet Gynecol. 2016;214(3): 314–20.

[18] Srikrishna S, Robinson D, Cardozo L, Thiagamoorthy G. Patient and surgeon goal achievement 10 years following surgery for pelvic organ prolapse and urinary incontinence. Int Urogynecol J. 2015;26:1679–86.

第 12 章　子宫切除术在泌尿生殖系统脱垂中的作用

The Role of Hysterectomy in Genitourinary Prolapse

Maurizio Serati　Paola Sorice　著

张　迪　孙秀丽　译

目前，子宫切除术在盆腔器官脱垂修复手术方法中的作用仍存在争议。这一直是学界讨论的一个话题，未来几年也将有许多研究试图阐明这一问题。

最后一版的 ICI 报道中关于盆腔器官脱垂手术修复中子宫切除术的作用有如下评论："子宫切除术在世界的大部分地区都是盆腔器官脱垂修复中的一个标准术式，尽管子宫脱垂可能是盆腔器官脱垂的结果而非原因。令人吃惊的是，尽管应用如此广泛，子宫切除术并非基于循证医学证据"[1]。这份声明着重强调了关于盆腔器官脱垂手术的一个最激烈争论。1934 年，Bonney 首次提出"在子宫阴道脱垂中子宫是被动脱垂的"。许多年后，在 1996 年，Nichols 得出结论"子宫脱垂是生殖器脱垂的结果而非原因"[2]。然而，以美国为例，盆腔器官脱垂仍然是 55 岁以上女性子宫切除术最常见的手术指征[3]。根据 Bonney 和 Nichols 的建议，妇科泌尿学界是时候要重新审视一个外科手术中的观念了，即"在盆腔器官脱垂修补术时，为何及何时应当进行或有指征进行子宫切除术？"，同时应结合女性人口，其生活习惯和预期寿命综合考虑。

确定最佳手术治疗方案时应考虑到患者的价值观及其对于子宫保留与切除的倾向。

基于现有的妇科泌尿文献，没有数据支持盆腔器官脱垂妇女切除或保留子宫；事实上，许多研究表明，子宫切除术后高位骶韧带悬吊术和子宫骶棘韧带悬吊术相比，在术后 12 个月时的解剖失败、手术并发症和生活质量方面没有显著差异[4, 5]。

此外，目前并无证据支持子宫切除术与更高的成功率、导致术后新发尿失禁和（或）女性性功能障碍相关。目前尚不清楚为什么有时在有明显子宫脱垂的情况下进行子宫固定术，而在没有明显子宫脱垂的盆腔器官脱垂修复手术时行经阴道子宫切除术。

在我们看来，只有（并且总是）当以子宫脱垂为主的盆腔器官脱垂时，切除子宫才可能具有解剖学和临床意义，否则应该保留并悬吊子宫。

为了回答这个问题，我们必须考虑以下两种不同的情况。

1. 当子宫直接参与脱垂时。

2. 当子宫不直接参与脱垂时。

一、子宫脱垂

显然，当子宫明显脱垂而子宫骶—主韧带复合体完整性明显丧失，此时子宫切除术是一个合理的选择。然而，有文献报道此种情况下也有一些保留子宫的方法，如开放或腹腔镜下的子宫骶骨固定术、高位子宫骶韧带悬吊术、子宫骶棘韧带固定术、后路 IVS 等。

保留子宫的理由如下。

1. 保留生育潜能。

2. 通过在原位保持子宫及其邻近的支撑结构降低盆腔器官脱垂复发的风险。

3. 子宫切除后性生活满意度下降。

4. 子宫切除术相关术后远期发病率升高，特别是新发尿失禁。

5. 术后并发症发生率高，如子宫切除术同时使用经阴道网片时阴道网片侵蚀率增高。

6. 保持自然绝经。

7. 减少创伤、缩短手术时间和减少出血量。

8. 患者意愿。

然而，支持这些论点的证据并不充分。

1. 子宫阴道脱垂的保守治疗（观察、子宫托或盆底物理治疗）应该是有生育要求患者的一线治疗方式。

2. 育龄妇女中进行盆腔器官脱垂手术的比例很小，因此盆腔器官脱垂修复后怀孕的报道极其罕见。在关于子宫固定术后妊娠的一个最大宗研究中，只有 3 名妇女在手术后自然受孕，且这 3 例妊娠均以终止妊娠[6]。

3. 没有明确的证据表明保留子宫可降低术后复发率。数研究表明子宫切除术后的术后复发率与保留子宫的固定术相似，但后者与术后恢复更早相关[7]。

4. 在20世纪80年代，子宫，尤其是子宫颈在女性性功能方面的重要性被广泛讨论。有人提出，宫颈的存在可以提高女性性高潮的质量，而子宫切除术（特别是经阴道子宫切除术）可能损害阴道的神经支配和血供及其他与性高潮相关的结构。然而，没有科学数据支持这一假设。相反，大多数研究表明，切除不健康的子宫（包括盆腔器官脱垂）实际上可以改善女性的性功能[8]。最近的一份报道进一步表明盆腔器官脱垂女性在子宫切除后性功能没有变差[9]。

5. 一项大型观察性研究表明，曾行子宫切除术的妇女进行抗尿失禁手术的比例明显较高[10]。然而，在调整了一些混杂因素，特别是阴道分娩的数量后，并没有发现这种相关性。在另一项比较同卵双胞胎子宫切除术效果的研究中，子宫切除术与尿失禁无关[11]。

6. 许多关于手术的研究表明，在腹腔镜下使用补片修补盆腔器官脱垂时保留部分子宫可显著降低阴道补片侵蚀的风险。然而，这一发现仅适用于使用补片和选择腹腔镜进行盆腔器官脱垂修复的情况[12]。

7. 子宫切除术的妇女即使保留了卵巢，其卵巢功能也会受到影响。两项研究比较了保留卵巢的子宫切除术后的卵巢功能和非手术对照组。在这些研究中，绝经期被定义为卵泡刺激素水平 ≥ 40IU /L，研究发现，在术后的 4～5 年间，接受子宫切除术的妇女进入更年期的人数是非手术组的 2 倍。

8. 在脱垂修复时保留子宫可以减少手术操作，缩短手术时间、减少术中失血和缩短住院时间。

9. Fric 等[13] 发现，如果有与基于子宫切除的脱垂修复同样有效的替代方案，60% 的女性表示她们会拒绝子宫切除术。那些积极参与手术方式决策的患者和那些家人或朋友中有子宫切除术负面经历的患者更不愿接受子宫切除术。

同样，Korbly 等发现，36% 的女性在面对效果相似的手术方式选择时，更倾向于保留子宫。有趣的是，也是在这项研究中发现，即使保留子宫可能与手术效果不佳相关，仍有 21% 的女性倾向于继续保留子宫。患者对子宫去留的偏好与地域有关，西部和东北部有更多的患者倾向于保留子宫[14]。

保留子宫的缺点有限，例如意料之外的子宫病变的风险。

尽管如此，目前尚无子宫固定术后宫颈癌的风险的研究报道，但评估子宫次全切除术的宫颈癌发病风险的研究数据也适用于子宫保留手术。即使在现代细胞学和病毒筛查技术出现之前的研究中，宫颈癌的发病率也很低（＜ 0.3%）。

随着细胞学和病毒筛查的改进以及 HPV 疫苗的使用，真正的发病率可能会更低。

评估子宫病理的研究也表明子宫内膜增生和癌症的风险不高。目前，尚无无创的、经济有效的筛查策略用于要求保留子宫保留的无症状妇女。除了仔细询问病史、体格检查、宫颈脱落细胞学涂片和 HPV 筛查外，没有足够的数据建议对子宫内膜的病理进行常规筛查。但脱垂同时存在以下情况视为保留子宫的禁忌证，如绝经后出血，他莫昔芬治疗，家族癌症综合征 BRCA1-2，当前或近期宫颈病变等。

二、无子宫脱垂的盆腔器官脱垂

根据 Baden 与 Walker 的帐篷理论，子宫切除术（或较少实施的子宫固定术）习惯上用于修复顶端脱垂及轻度子宫脱垂。在 1992 年，他们提到"我们认为任何阴道前壁或后壁修复的第一步是确保阴道顶端及子宫直肠凹陷的支持使其保持在 0 期脱垂位置[15]。DeLancey 团队通过量化动态 MRI 分析证实，接近半程的膀胱下降与一定程度的子宫位置下降有关[16]。此研究明确指出轻度的前盆腔脱垂不需要同时进行顶端的修复。事实上，Huffake 等报道，对于中度子宫脱垂（Ⅱ期），在不进行大的顶端悬吊的情况下[17]，仔细修复前盆腔并适当进行横向膀胱膨出修复，能够提供非常高的客观和主观治愈率。Madhu 等[18]通过对麻醉下宫颈牵引来明确具有阴道前壁脱垂和轻度子宫脱垂的患者子宫的真实脱垂情况。他们发现术前不需要通过宫颈牵引，来明确子宫下降的程度，只有当同时前壁筋膜修复和适当的横向膀胱膨出修复能使盆腔器官脱垂术后获得较高给的治愈率，而与"被动"子宫脱垂效应无关。

结论：基于现有的妇科泌尿文献报道，子宫切除术在盆腔器官脱垂修复手术策略中的作用仍存在争议。目前，尚无数据支持盆腔器官脱垂患者切除或保留子宫。在各种涉及保留子宫的经阴道式中，子宫骶棘韧带固定术的研究报道最多。研究显示子宫骶棘韧带固定术后的生活质量和性功能良好。此外，与子宫切除并骶骨固定术相比，子宫骶骨固定术已显示了可能有良好的预后[19]。

　　研究发现子宫切除术可提高术后成功率以及可能与术后尿失禁和（或）女性性功能障碍的发生率增加相关，但尚无循证医学证据支持。目前尚不清楚为什么在出现明显子宫脱垂时行子宫固定术。同样，也不清楚为什么在没有明显子宫脱垂的情况下，阴道脱垂修复中经常同时行阴式子宫切除术。在此之前，谨慎选择患者进行保留子宫脱垂修复是很重要的。因此，仅（且始终）当子宫是引起脱垂的盆腔器官之一时，切除子宫才具有解剖学和临床意义，否则需保留并悬吊子宫。

参 考 文 献

[1] Maher C, Baessler K, Barber M, et al. Pelvic organ prolapse surgery. In: Abrams P, Cardozo L, Khoury S, Wein A, editors. 5th International Consultation on Incontinence. Paris: Health Publication Ltd; 2013. p. 1393

[2] Nichols DH. What is new in vaginal surgery? Int Urogynecol J Pelvic Floor Dysfunct. 1996;7:115–6.

[3] Baggish MS. Total and subtotal abdominal hysterectomy. Best Pract Res Clin Obstet Gynaecol. 2005;19:333–56.

[4] Detollenaere RJ, den Boon J, Stekelenburg J, IntHout J, Vierhout ME, Kluivers KB, van Eijndhoven HWF. Sacrospinous hysteropexy versus vaginal hysterectomy with suspension of the uterosacral ligaments in women with uterine prolapse stage 2 or higher: multicentre randomised non–inferiority trial. BMJ. 2015;351:h3717.

[5] Maher CF, Cary MP, Slack MC, Murray CJ, Milligan M, Schluter P. Uterine preservation or hysterectomy at sacrospinous colpopexy for uterovaginal prolapse. Int Urogynecol J Pelvic Floor Dysfunct. 2001;12(6):381–4. (Discussion 4–5. PubMed Epub 2002/01/25.eng).

[6] Barranger E, Fritel X, Pigne A. Abdominal sacrohysteropexy in young women with uterovaginal prolapse: long–term follow–up. Am J Obstet Gynecol. 2003;189:1245–50.

[7] Dietz V, Schraffordt Koops SE, van der Vaart CH. Vaginal surgery for uterine descent; which options do we have? A review of the literature. Int Urogynecol J Pelvic Floor Dysfunct. 2009;20:349–56.

[8] Rhodes JC, Kjerulff KH, Langenberg PW, Guzinski GM. Hysterectomy and sexual functioning. JAMA. 1999;282:1934–41.

[9] Zucchi A, Costantini E, Mearini L, Fioretti F, Bini V, Porena M. Female sexual dysfunction in urogenital prolapse surgery: colposacropexy vs. hysterocolposacropexy. J Sex Med. 2008;5:139–45.

[10] Altman D, Granath F, Cnattingius S, Falconer C. Hysterectomy and risk of stress–urinary–incontinence surgery: nationwide cohort study. Lancet. 2007;370:1494–9.

[11] Miller JJ, Botros SM, Beaumont JL, et al. Impact of hysterectomy on stress urinary incontinence: an identical twin study. Am J Obstet Gynecol. 2008;198(565):e1–4.

[12] Collinet P, Belot F, Debodinance P, Ha Duc E, Lucot JP, Cosson M. Transvaginal mesh technique for pelvic organ prolapse repair: mesh exposure management and risk factors. Int Urogynecol J Pelvic Floor Dysfunct. 2006;17:315–20.

[13] Frick AC, Barber MD, Paraiso MF, Ridgeway B, Jelovsek JE, Walters MD. Attitudes toward hysterectomy in women undergoing evaluation for uterovaginal prolapse. Female Pelvic Med Reconstr Surg. 2013;19:103–9.

[14] Korbly NB, Kassis NC, Good MM, et al. Patient preferences for uterine preservation and hysterectomy in women with pelvic organ prolapse. Am J Obstet Gynecol. 2013;209:470.e1–6.

[15] Baden WF, Walker T. Surgical repair of vaginal defects. Philadelphia: Lippincott Williams & Wilkins; 1992.

[16] Summers A, Winkel LA, Hussain HK, DeLancey JO. The relationship between anterior and apical compartment support. Am J Obstet Gynecol. 2006;194:1438–43.

[17] Huffaker RK, Kuehl TJ, Muir TW, Yandell PM, Pierce LM, Shull BL. Transverse cystocele repair with uterine preservation using native tissue. Int Urogynecol J Pelvic Floor Dysfunct. 2008;19:1275–81.

[18] Madhu C, Foon R, Agur W, Smith P. Does traction on the cervix under anaesthesia tell us when to perform a concomitant hysterectomy? A 2–year follow–up of a prospective cohort study. Int Urogynecol J Pelvic Floor Dysfunct. 2014;25:1213–7.

[19] Ridgeway BM. Does prolapse equal hysterectomy? The role of uterine conservation in women with uterovaginal prolapse. Am J Obstet Gynecol. 2015;213(6):802–9.

第四篇

疗效及随访
Outcome and Follow-up

第 13 章　脱垂手术疗效评估方法

Prolapse Surgery and Outcome Measures

Rhiannon Bray　Alex Digesu　著

吴桂珠　孙秀丽　彭　静　译

一、概述

很多预后评估方法可以用来评价盆腔器官脱垂手术治疗。

在 2010 年，国际尿控协会回顾了 32 篇研究脱垂手术治疗后疗效评估报告的文献[1]。按照牛津循证医学中心证据水平标准判定，32 篇文献中仅有 12 篇是 1~3 级，17 篇是 4 级。在这些文献中，27 篇（84%）描述了患者术后的症状，但仅有零星的文献中使用了标准症状问卷。20 篇中提到了排尿相关症状（63%），8 篇文中提到了排便相关症状（25%），有 7 篇文献同时提到了排尿和排便相关症状（22%），16 篇文献提到了性功能情况（50%）。所有的文献都采用了解剖学效果的评估方法，其中 10 篇文献（31%）使用了盆腔器官脱垂定量分度法（POP-Q），5 篇文献（16%）采用了改良 Baden-Walker scale 量表，而其余文献则采用了其他的方法。有 6 篇文献（19%）以有限的形式分析了生活质量数据，29 篇（90%）分析了术后并发症，没有文献对社会经济学数据进行分析，仅有 4 篇文献（13%）提到了住院时长。

最近，来自 ICS 及国际泌尿妇科协会（IUGA）的联合报道中推荐，POP 手术研究中应该报道患者随访结局，包括客观结局（如 POP-Q）、患者报告结局（尤其阴道膨出感的出现或消失）、术后满意度结局、生活质量（quality of life，QoL）和围术期数据（如手术时间、住院天数等）[2]。

二、患者主观疗效评估：生活质量

POP 会对患者的生活质量带来不良影响。阴道，尿道，肠道及性生活功能障碍可能会同时存在，可影响患者日常生活导致生理社会及个人受限，造成抑郁，自卑，因此对于患者个人而言，手术后最重要的疗效就是症状的缓解及生活质量的改善[3]。

目前来讲仅有的评价患者主观结局的有效方法就是心理量化问卷调查，而 ICS，IUGA，美国国立卫生研究院（National Institutes of Health，NIH）以及国际尿失禁协会（International Consultation on Incontinence，ICI）也推荐和提倡使用这类问卷表[1, 4-10]。因此在过去的十年里，这些问卷表越来越多地被用于临床研究实践当中，评估盆底手术对患者生活质量及满意度的影响。这种评估手段甚至被推荐成为临床试验中的评估终点[11]。

用于评估 POP 的问卷表种类相比评估尿失禁的问卷表要少得多，而那些值得推荐的评估阴道及盆底相关疾病的问卷表就更少了。在 2005 年，ICI 的症状与生活质量委员会发表了一篇系统回顾，总结了尿 / 便失禁及阴道及盆底相关疾病的问卷表，发现 18 个尿失禁相关的问卷表达到了 A 级别，而大便失禁及阴道及盆底相关疾病的问卷表中，仅有 2 个为 B 级别，5 个是 C 级别[1]。

在选择评估方法的时候，应该考虑到临床医生特别关注的某些疗效以及他们熟悉使用的评估工具。应该注意的是对于同一个患者不应该使用过多的问卷表，这样会使患者出现疲劳从而出现错误答案。长篇的调查表适用于临床研究类试验，因为需要询问很多细节；而短篇调查表更适用于临床实践，因为可以减轻调查对象的负担及花费。总的来说，理想的是经过验证、简洁、可以自我完成、稳健的心理量化、易于理解的问卷是最容易被广泛接受的，而且也适合用于目标人群[10]。

满足这个要求的调查表有很多，但是这些量表的检测力度存在差异[10]。这些量表中有针对尿 / 便失禁及阴道及盆底相关疾病进行测评的内容，以及日常生活和社交生活方面的评估内容。评价这些量表的主要指标是看其有效性和可靠性，长度是否合适，是否涵盖一系列的症状，是否具有评估尿道及肠道功能障碍的分量表。

患者干预前及干预后的性功能状态也应该进行评估[1]。某些特定条件的问卷表包含了对性功能的评估[8]，但是专门的性功能问卷量表也提供了一种严谨并可重复的评估方法。盆腔器官脱垂 / 尿失禁性功能问卷调查（pelvic organ prolapse/incontinence sexual questionnaire，PISQ）[12] 及女性性功能指数量表（female sexual function index，FSFI）[13] 是最常用的两种量表。

三、患者主观疗效评估：症状

POP 患者通常会合并排尿与排便症状。在一项针对 200 多例 POP 患者的研究中，73% 患者伴随出现尿失禁，86% 患者有尿急和（或）尿频，34%～62% 的患者出现排尿障碍，31% 患者存在大便失禁[14]。

POP 最常出现的单个症状是阴道肿块感或者阴道膨出[5, 14-17]。事实上，这个症状与脱垂的解剖学严重程度密切相关。脱垂超出了处女膜会出现更明显的"肿块"的感觉，以及更加严重的症状[5, 14-17]。相比术后解剖学改善，术后阴道膨出症状缓解更有利于提高患者 QoL[3]。

有研究表明 POP 手术可以改善其他的盆底症状。在 Fayyad 等的研究中，阴道前壁和后壁修补术术后患者尿频、尿急、尿流不畅与膀胱排空障碍的症状明显改善，前盆腔修复术使急迫尿失禁症状得到了改善，而非后盆修补术后盆腔手术使排便症状得到了改善，但是前盆和后盆修补术并不能改善压力性尿失禁[18]。

四、个人问卷表

（一）盆底功能障碍问卷（PFDI）及盆底功能影响问卷简表（PFIQ）

盆底功能障碍问卷（pelvic floor distress inventory，PFDI）及盆底功能影响问卷简表（pelvic floor impact questionnaire，PFIQ）是 Barber 等在 2001 年开发的[5, 6]。PFDI 是用于评估盆底功能障碍女性的症状及困扰，是泌尿生殖道症状调查表（urogenital distress inventory，UDI）的一个扩展，包含了 UDI 里面所有的内容并且还额外加入了 26 个 POP 以及肠道功能障碍的问题。问卷分为 3 个部分共 46 个项目：① UDI（28 个项目）；②直肠肛门困扰问卷（17 个项目）；③盆腔器官脱垂困扰调查问卷（16 个项目）。

PFIQ 用于评估盆底器官障碍对女性生活的影响。相似地，它是失禁影响问卷（incontinence impact questionnaire，IIQ）的扩充[19]，除了包含 IIQ 中所有的内容，还加入了其他盆底功能障碍相关的内容，分为 3 个部分共 93 个项目：①排尿影响问卷（urinary impact questionnaire，UIQ）；②盆腔器官脱垂影响问卷（pelvic organ prolapse impact questionnaire，POPIQ）；③直肠肛门影响问卷（colorectal-anal impact questionnaire，CRAIQ）。

PFDI 和 PFIQ 在内容和结构上均展现出很好的信度和效能，但是在临床使用中仍然由于耗时而受到限制，需要长达 23min 来完成。为了克服这个问题，问卷作者又开发并验证了删减版本[20]。例如 PFDI-20 相比之前的 46 个项目缩减为 20 个项目，而 PFIQ-7 相比之前的 93 个项目缩减为 7 个项目。当原本需要花很长时间来评估 3 个月治疗效果时，这两张精简版本表格就显得尤其有用[5, 6]。迄今为止，这些量表已经被翻译为韩语、西班牙语、希腊语、丹麦语、土耳其语、瑞典语和法语[21-29]。

（二）脱垂生活质量问卷（P-QoL）

脱垂生活质量问卷（prolapse quality of life，P-QoL）是 Digesu 等在 2004 年提出的，主要用于评估 POP 症状的严重程度及对女性 QoL 的影响[4]。P-QoL 是一个高效可靠的自我评估问卷表，易于理解和完成。对于个人量表，有症状患者与无症状女性之间评分有显著差异可以说明量表内容的可靠性，而分期更高的 POP 评分更高可以说明量表结构可靠性。一共包含 9 个部分共 20 个问题：一般健康情况（1 个）、器官脱垂的影响（1 个）、社会角色（2 个）、身体受限（2 个）和社交受限（3 个）、人际关系受限（2 个）、情感受限（3 个）、睡眠 / 精力困扰（2 个）及严重程度评估（4 个）。回答的设置基于四点 Likert 标尺："一点也不"，"仅有一点"，"中度影响"，"严重受损"。每个部分的评分为 0～100 分，评分越高表明 QoL 影响越严重。除了 QoL 部分，P-QoL 问卷还包括 18 个症状问题：其中 11 个泌尿生殖器相关内容（膀胱，性生活）和 7 个肠道相关内容。回答设置基于上述同样的标尺，另外还增加了一个"不适用"选项，如果患者并不存在相关症状，而这些症状则不计分。

目前为止，P-QoL 问卷已经被翻译为英语、意大利语、荷兰语、泰语、斯洛伐克语、葡萄牙语、德语、土耳其语、波斯语、日语、西班牙语和法语，并通过验证用于临床和科研[4, 30-38]。

（三）盆底障碍问卷（PFDQ）

盆底障碍问卷（PFDQ）是由 Ellerkmann 等在 2001 年提出的，用于评估盆底器官脱垂部位、程度与盆底症状的相关性[14]。问卷包含 8 个部分共 65 个问题，每个部分都与相应的功能障碍类别相关，即尿失禁、刺激性尿路症状、排空障碍、POP 症状、大便失禁、排便功能障碍、盆腔痛及性功能障碍。同样使用了四点分度量化程度、症状持续时间与对 QoL 的影响。

这个问卷的有效性和可靠性还未经验证，但是作者对 237 名女性进行测试，并且得出结论，即发现 POP 症状不一定与 POP 缺陷部位、程度增加相关，与排尿、排便和性生活障碍仅有轻至中度关联[14]。

（四）丹麦脱垂问卷表

丹麦脱垂问卷表是由 Mouritsen 等[39] 在 2003 年提出并验证的。类似前面所说的 PFDI 问卷，它是用来评估 POP 症状对患者的困扰，包含了 4 个部分 34 个问题：①机械症状；②下尿路症状；③肠道症状；④性生活症状。每个症状的严重程度按照出现的频率进行分类（1 分：从没有或少于 1 次 / 月，2 分：少于 1 次 / 周，3 分：1 次 / 周或更多，4 分：每天都有）。额外的四点症状评分来评估每一项症状影响 QoL 的程度。同样，这张问卷表的量化效能和信度并未经验证。

（五）阴道症状量表（ICIQ-VS）

阴道症状量表（ICIQ-VS）是由 Price 等[7] 在 2006 年提出并验证的，用来评估 POP 症状（阴道和性生活）严重程度，评估患者 QoL 受损情况，更重要的是评价治疗效果。ICIQ-VS 是自我评价表，有 14 个单独的项目，它有很高的内部一致性（评估阴道症状的信度指数 0.70，评估性交症状的信度指数 0.84），对于改变有很高的敏感性，由于其是一个简单、可靠、有效的工具，可用来评估 POP 患者阴道与性生活症状严重程度，以及其对 QoL 的影响。

（六）澳大利亚盆底问卷

澳大利亚盆底问卷可以是自我填写问卷，也可以是访谈形式问卷。问题包括 4 个部分：膀胱功能（15 个项目）、肠道功能（12 个项目）、脱垂症状（5 个项目）及性功能（10 个项目）。针对多数问题，采用四分制评估症状频率，严重程度以及盆底症状困扰。每个部分的评分从 0～10。性生活活跃女性最高总分是 40，性生活不活跃女性最高总分是 30。

这个问卷无论是自我评估还是访谈形式评估，都被证实是简单、易完成、有效、可靠的，且对变化敏感[8, 40]。

（七）盆腔器官脱垂 / 尿失禁性功能问卷（PISQ）

盆腔器官脱垂 / 尿失禁性功能问卷（PISQ）用于评估出现 POP 或者尿失禁症状患者的性功能[41]。包括 3 个部分 31 个项目：①行为 / 情感（15 个）；②身体（10 个）；③伴侣相关（6 个）。回答的设置基于五点 Likert 量表，从"从不"到"经常"。PISQ 的有效性经过两个阶段验证，第一阶段对 83 名女性的 PISQ 评分与失禁影响问卷（incontinence impact questionnaire，IIQ–7）量表进行相关分析，第二阶段对 99 名女性的 PISQ 评分同性生活史量表（sexual history form，SHF–12）评分进行比较。PISQ 评分结果与此前验证的 IIQ–7 及 SHF–12 量表均有高度一致性，因此作者认为针对 POP 患者，PISQ 是非常有效可靠且有用的评估量表。这个量表还有一个简短版本（PSIQ–12），同样也是经过验证的[42]。

（八）盆底个人电子评估量表（ePAQ-PF）

盆底个人电子评估量表（electronic personal assessment-pelvic floor，ePAQ-PF）问卷是一个用来评估泌尿、肠道、阴道和性生活症状对生活质量的影响的有效工具。它还包括其他方面例如性交困难和一般性生活。调查问卷采用新的基于计算机的访谈过程，包括 3 个先前存在的问卷：伯明翰肠道和泌尿系统症状问卷（Birmingham bowel and urinary symptoms questionnaire，BBUSQ–22）[43]、谢菲尔德脱垂症状问卷（sheffield prolapse symptoms questionnaire，SPSQ）[44] 和女性性功能指数（female sexual function index，FSFI）问卷调查[13]。

BBUSQ–22 是一份包含 22 个项目的问卷，用于评估肠道和泌尿系统功能性症状。SPSQ 专门评估具有解剖和功能性盆底疾病女性的症状严重程度，分为 4 个领域：①肿块和疼痛；②膀胱功能；③肠道功能；④性功能。它还包括对女性生活质量影响的最终评估。FSFI 是一个经过验证的包含 19 个项目的问卷，是一个评估女性性功能的多维工具。它从性功能的 6 个方面（欲望、唤醒、润滑、高潮、满足感和疼痛）进行评分，并得出总分。

ePAQ-PF 有 4 个方面（排尿功能 35 项，肠道功能 33 项，阴道功能 22 项以及性功能 28 项）。所有项目的得分在 0～3（0 表示最佳，3 表示最差）。这些方面的分数通过除以该部分中所有项目的总分数，并将其乘以 100，生成 0～100 的分值。分数越高，健康状况就越差。与特定症状相关联的"困扰"用四分制评分（0= 不是问题，1= 有点问题，2= 相当大的问题，3= 严重问题）。

为了评估这项研究的有效性和可靠性，一个针对 599 名患有盆底疾病的妇女的横截面研究测量了内部信度、缺失数据水平、次要因素分析、上下限效应、描述性统计、分项与总项相关度、项目判别和收敛效度，发现所有 19 个部分的内部一致性评分都是可靠的（Cronbach's alpha 0.71～0.93）。无应答率范围为 0.2%～1.3%。所有的项目与其校正量表具有高度一致性。因此，作者认为 ePAQ-PF 是有效可靠的工具，可用于评估：①盆底疾病的严重程度；②盆底疾病对女性生活质量的影响；③疗效的工具[45, 46]。

这种电脑仪器的独特优势是减少数据缺失及获得高满意度，可能原因是其提供了更高的私密性。特别有用的是，ePAQ 允许将回答直接归算到数据库中。然而考虑到患病妇女大多是老年人，这个工具的推广会受到所需技术成本和患者计算机熟悉程度的限制。

（九）患者总体改善印象（PGI-I）：满意度 / 症状

患者总体改善印象（patient global impression of improvement，PGI-I）是一个简单、直接、易于使用的七点量表，可用于临床和研究实践。它来源于临床总体印象改善量表。它是一个需要患者参照基线评估病情改善或恶化程度的量表。它已被验证可用于女性尿失禁和盆底脱垂患者干预治疗后的效果评估[47, 48]。它也被论证了具有良好的重测信度[48]。调查问卷的题干也被修改用于压力性尿失禁患者，但是保留了回答选项[47]。

（十）视觉模拟评分量表（VAS）：满意度 / 症状

视觉模拟评分量表（visual analogue scale，VAS）使用一条 10cm 长的线，要求应答者在这条线标记他们症状的严重程度。0 表示无症状，10 为症状最严重。它最初是为评估疼痛而开发的，但亦可用于评估症状或困扰的严重程度。妇科泌尿医生在临床实践中利用这一工具快速和简单的特点来调查盆底疾病症状以及治疗的满意度和预后。这个量表已经被证明是有效的，可重复的，并且易于使用。636 名妇女的 VAS 评分与 POP 的临床和超声测量结果均显著相关[49]。

（十一）盆底器官脱垂症状评分量表（POP-SS）：症状

盆底器官脱垂症状评分量表（pelvic organ prolapse symptom score，POP-SS）是评估治疗效果的有效工具。它包括一系列由 POP 诱发或症状加剧的问题。2008 年，Hagen 设计并验证了该方法，他提议该量表在治疗前后评估 POP 症状，并将其用于各种 POP 干预措施的随机对照试验[50]。POP-SS 在 3 个患者组中进行了评估：产后妇女、接受盆底肌肉训练的患者和接受 POP 修复手术的患者。它具有良好的内部一致性（Cronbach's alpha 0.723~0.823），具有良好的结构可靠性和对变化的敏感性[51]。它由 7 个项目组成，每个项目回答设置基于五点 Likert 量表（0= 从不，4= 一直）。总分（0~28）是通过将 7 个答案相加来计算的。还有一个额外的问题来确定引起最大困扰的特定症状。

五、客观结局评估：解剖学

ICS 建议在外科手术前后使用一种标准化、经过验证和可靠的描述受试者解剖结构的方法，如 POP-Q[1]。该系统由 Bump 于 1996 年推出，它利用阴道各部分的 6 个解剖点之间的关系，以及一个固定参考点（处女膜）来给 POP 分期。分期范围介于良好支持（POP-Q 0 或 1 期）和完全缺乏支持（POP-Q 4 期）[9]。

尽管此工具大大提高了 POP 手术效果评估的可靠性，POP 手术中的客观结果指标仍然经常受到质疑[52]。参加年度妇科检查且未主诉脱垂症状的妇女中，超过 75% 的人的 POP-Q 分期大于 1，40% 的妇女有 POP-Q 2 期或更严重的脱垂。根据目前国家卫生研究院（NIH）的标准，这些妇女将被定义为"手术失败"，但这些结果似乎正好落在经产妇阴道支持的正态分布范围当中[53, 54]。最近的研究集中在处女膜位置上，并提议手术后解剖上的失败是超出处女膜缘 POP[3, 55-58]。

关于这个系统是否能够充分详细地描述 POP-Q 的个体测量值以及区分临床上重要的分组（如第 2 期或第 3 期）的能力，仍然是有争议的[52]。也不清楚顶端脱垂是否应与前壁脱垂或后壁脱垂采用相同分期方法。在考虑手术预后时也应考虑观测误差的影响。回顾性报道中，膀胱膨出修复成功率为 80%～100%[59-62]，而前瞻性研究给出的成功率较低，为 37%～67%[63, 64]。在随机对照试验中，与无盲评估者相比，在 3 个月和 1 年测量时，盲法评估者的复发率增加[65]。ICI 强调的一个特别的争议是，随着与被评估的商业产品相关的利益冲突的作者报道手术干预结果增多的趋势，这进一步增加了报道偏倚的风险[52]。

FIGO 评估评分系统（FASS）

Digesu 等代表国际妇产科联合会（federation of gynaecology and obstetrics，FIGO）盆底功能障碍工作组开发了 FIGO 评估评分系统（FIGO assessment scoring system，FASS）。它被设计成一个非常简单、全面的工具，包括解剖学检查结果（P）；相关功能障碍，如膀胱、肠道和脱垂症状（S）；以及症状困扰的严重程度和分级（B），与妇科恶性肿瘤评价的肿瘤（T）、淋巴结（N）和转移（M）体系相似。该评分系统旨在为广大临床医生提供评估盆底功能障碍的方法。该系统被设计得非常简单，以便在资源缺乏的机构为妇女提供保健服务的广大临床医生也可以采用该系统。

FASS 已通过观察者自身和观察者间相关性的测试。此外，它记录了结构效度即在有盆底功能障碍主诉的受试者较无盆底功能障碍的受试者有更高的分数[66]。

六、客观结局评估：再次手术率

再次手术率也可以用来衡量手术的结果，但必须明白，大量的再次手术可能会因随访而丢失，因此，所看到的数字可能是低估的。另一个特别的争议涉及再次手术是指相同腔室的手术还是不同腔室的手术。据大型研究报告，再次手术率高达 30%，然而这个数据存在偏倚，原因来自于缺乏对 POP 和压力性尿失禁手术的区分，或者再次手术是否在相同或不同的阴道腔室进行[67]。当考虑特定部位的复发率时，大部分文献都引用了低于 3.4%～9.7% 的比例[68, 69]。为排除这些差异的影响，IUGA/ICS 发布了更新的标准化术语[1]（表 13-1）。

表 13-1　IUGA/ICS 关于再次手术标准化术语的定义

- 首次手术：在任何一个腔室进行 POP 治疗所需的第一次手术
- 再次手术：这提供了一个整体印象，指患者在经历初次手术后进行直接或间接手术的数量。这又细分为以下内容
    - 首次脱垂手术 / 不同部位：前一次手术后在新部位 / 腔室进行脱垂手术（在前次后盆修补术后的前盆修补术）
    - 重复手术是对源于同一部位脱垂的重复手术：如出现联合手术，例如新的前盆腔修复加上再次的后盆腔修复，则应分别报告，即重复后盆腔修复和首次前盆腔修复
    - 手术并发症：例如网片暴露或挤压或疼痛或患者出现不适主诉，如出血
    - 非脱垂相关疾病的手术：例如因压力性尿失禁或大便失禁的再次手术

七、手术成功的定义

尽管 NIH 工作组对"满意的解剖结果"（POP-Q 0 或 1 期）进行定义，成功的定义仍存在很大的差异性。在文献[64, 70]中，使用 NIH 定义，手术"成功"率低至 30%。因此，其他研究小组选择使用 Baden-Walker 分类系统或结合解剖和症状结局[70-74]的方法评估成功率。这种评价标准的不一致性使得不同研究成功率之间的比较变得困难[75-77]。

这一观点通过一项对阴道固定术和减少非可控排尿临床试验（colpopexy and urinary reduction efforts，CARE）的二次分析结果充分证明[3]。结合解剖学、症状和再治疗的数据，应用 18 种关于成功的不同定义进行分析，结果"成功率"波动于 19.2%～97.2%。如果将不进行再次治疗认为是"成功"的话，成功率是最高的，而单独使用解剖参数来判定时，成功率是最低的。此外，没有"膨出"症状与手术的"成功"和整体改善密切相关。这促使 NIH 盆底疾病协助组提出以下建议：①任何对 POP 手术后成功的定义，除了解剖学标准外，还应包括膨出症状较小和无须再次治疗；②使用处女膜作为解剖成功的阈值似乎是一个更合理的方法[3]。ICI 建议术后主观成功应被定义为阴道膨出症状的消失（C 级）[52]。

结论：对于 POP 治疗"成功"的定义并非像看上去那么简单。从历史来看，大多数作者只关注解剖学上的成功，却忽略了其他重要的方面，如相关症状的出现、消失和严重程度、性功能、生活质量和患者满意度。在进行结局评估时应考虑上述所有因素。对患者本人来说，最重要的结局是症状的缓解和生活质量的改善[3]。因此，近年来 POP 与其经常并存的症状之间的复杂关系及 POP 对女性生活质量的影响越来越受到关注。

参 考 文 献

[1] Brubaker L, et al. Surgery for pelvic organ prolapse. Female Pelvic Med Reconstr Surg. 2010;16(1):9–19.

[2] Toozs–Hobson P, et al. An International Urogynecological Association (IUGA)/International Continence Society (ICS) joint report on the terminology for reporting outcomes of surgical procedures for pelvic organ prolapse. Neurourol Urodyn. 2012;31(4):415–21.

[3] Barber MD, et al. Defining success after surgery for pelvic organ prolapse. Obstet Gynecol. 2009;114(3):600–9.

[4] Digesu GA, et al. P–QoL: a validated questionnaire to assess the symptoms and quality of life of women with urogenital prolapse. Int Urogynecol J Pelvic Floor Dysfunct. 2005;16(3):176– 81; discussion 181.

[5] Barber MD, Walters MD, Bump RC. Short forms of two condition–specific quality–of–life questionnaires for women with pelvic floor disorders (PFDI–20 and PFIQ–7). Am J Obstet Gynecol. 2005;193(1):103–13.

[6] Barber MD, et al. Psychometric evaluation of 2 comprehensive condition–specific quality of life instruments for women with pelvic floor disorders. Am J Obstet Gynecol. 2001;185(6):1388–95.

[7] Price N, et al. Development and psychometric evaluation of the ICIQ Vaginal Symptoms Questionnaire: the ICIQ–VS. BJOG. 2006;113(6):700–12.

[8] Baessler K, et al. A validated self–administered female pelvic floor questionnaire. Int Urogynecol J. 2010;21(2):163–72.

[9] Bump RC, et al. The standardization of terminology of female pelvic organ prolapse and pelvic floor dysfunction. Am J Obstet Gynecol. 1996;175(1):10–7.

[10] Parker–Autry CY, et al. Measuring outcomes in urogynecological surgery: "perspective is everything". Int Urogynecol J. 2013;24(1):15–25.

[11] Glaser A, et al. Quality of life. Lancet. 1995;346(8972):444–5.

[12] Rogers GR, et al. Sexual function in women with and without urinary incontinence and/or pelvic organ prolapse. Int Urogynecol J Pelvic Floor Dysfunct. 2001;12(6):361–5.

[13] Rosen R, et al. The Female Sexual Function Index

(FSFI): a multidimensional self–report instrument for the assessment of female sexual function. J Sex Marital Ther. 2000;26(2):191–208.

[14] Ellerkmann RM, et al. Correlation of symptoms with location and severity of pelvic organ prolapse. Am J Obstet Gynecol. 2001;185(6):1332–7; discussion 1337–8.

[15] Swift SE, Tate SB, Nicholas J. Correlation of symptoms with degree of pelvic organ support in a general population of women: what is pelvic organ prolapse? Am J Obstet Gynecol. 2003;189(2):372–7; discussion 377–9.

[16] Bradley CS, Nygaard IE. Vaginal wall descensus and pelvic floor symptoms in older women. Obstet Gynecol. 2005;106(4):759–66.

[17] Tan JS, et al. Predictive value of prolapse symptoms: a large database study. Int Urogynecol J Pelvic Floor Dysfunct. 2005;16(3):203–9; discussion 209.

[18] Fayyad AM, et al. Symptomatic and quality of life outcomes after site–specific fascial reattachment for pelvic organ prolapse repair. Int Urogynecol J Pelvic Floor Dysfunct. 2008;19(2):191–7.

[19] Nygaard I, et al. Prevalence of symptomatic pelvic floor disorders in US women. JAMA. 2008;300(11):1311–6.

[20] Jelovsek JE, Maher C, Barber MD. Pelvic organ prolapse. Lancet. 2007;369(9566):1027–38.

[21] Uebersax JS, et al. Short forms to assess life quality and symptom distress for urinary incontinence in women: the Incontinence Impact Questionnaire and the Urogenital Distress Inventory. Continence Program for Women Research Group. Neurourol Urodyn. 1995;14(2):131–9.

[22] Kaplan PB, Sut N, Sut HK. Validation, cultural adaptation and responsiveness of two pelvic–floor– specific quality–of–life questionnaires, PFDI–20 and PFIQ–7, in a Turkish population. Eur J Obstet Gynecol Reprod Biol. 2012;162(2):229–33.

[23] Yoo E–H, et al. Translation and linguistic validation of Korean version of short form of pelvic floor distress inventory–20, pelvic floor impact questionnaire–7. Obstet Gynecol Sci. 2013;56(5):330.

[24] Sánchez-Sánchez B, et al. Cultural adaptation and validation of the Pelvic Floor Distress Inventory Short Form (PFDI-20) and Pelvic Floor Impact Questionnaire Short Form (PFIQ-7) Spanish versions. Eur J Obstet Gynecol Reprod Biol. 2013;170(1):281–5.

[25] Grigoriadis T, et al. Translation and psychometric evaluation of the Greek short forms of two condition-specific quality of life questionnaires for women with pelvic floor disorders: PFDI-20 and PFIQ-7. Int Urogynecol J. 2013;24(12):2131–44.

[26] Due U, Brostrøm S, Lose G. Validation of the Pelvic Floor Distress Inventory-20 and the pelvic floor impact questionnaire-7 in Danish women with pelvic organ prolapse. Acta Obstet Gynecol Scand. 2013;92(9):1041–8.

[27] Toprak Celenay S, et al. Validity and reliability of the Turkish version of the Pelvic Floor Distress Inventory-20. Int Urogynecol J. 2012;23(8):1123–7.

[28] Teleman PIA, et al. Validation of the Swedish short forms of the Pelvic Floor Impact Questionnaire (PFIQ-7), Pelvic Floor Distress Inventory (PFDI-20) and Pelvic Organ Prolapse/Urinary Incontinence Sexual Questionnaire (PISQ-12). Acta Obstet Gynecol Scand. 2011;90(5):483–7.

[29] Omotosho TB, et al. Validation of Spanish versions of the Pelvic Floor Distress Inventory (PFDI) and Pelvic Floor Impact Questionnaire (PFIQ): a multicenter validation randomized study. Int Urogynecol J. 2009;20(6):623–39.

[30] Svihrova V, et al. Validation of the Slovakian version of the P-QoL questionnaire. Int Urogynecol J. 2009;21(1):53–61.

[31] de Tayrac R, et al. Validation linguistique en français des versions courtes des questionnaires de symptômes (PFDI-20) et de qualité de vie (PFIQ-7) chez les patientes présentant un trouble de la statique pelvienne. J Gynécol Obstét Biol Reprod. 2007;36(8):738–48.

[32] Claerhout F, et al. Validity, reliability and responsiveness of a Dutch version of the prolapse quality-of-life (P-QoL) questionnaire. Int Urogynecol J. 2010;21(5):569–78.

[33] Manchana T, Bunyavejchevin S. Validation of the Prolapse Quality of Life (P-QoL) questionnaire in Thai version. Int Urogynecol J. 2010;21(8):985–93.

[34] de Oliveira MS, Tamanini JTN, de Aguiar Cavalcanti G. Validation of the Prolapse Quality-of-Life Questionnaire (P-QoL) in Portuguese version in Brazilian women. Int Urogynecol J. 2009;20(10):1191–202.

[35] Lenz F, et al. Validation of a German version of the P-QoL Questionnaire. Int Urogynecol J. 2009;20(6):641–9.

[36] Fukumoto Y, et al. Assessment of quality of life in women with pelvic organ prolapse: conditional translation and trial of P-QoL for use in Japan. Jpn H Urol. 2008;99(3):531–42.

[37] Cam C, et al. Validation of the prolapse quality of life questionnaire (P-QoL) in a Turkish population. Eur J Obstet Gynecol Reprod Biol. 2007;135(1):132–5.

[38] Digesu GA, et al. Validation of an Italian version of the prolapse quality of life questionnaire. Eur J Obstet Gynecol Reprod Biol. 2003;106(2):184–92.

[39] Mouritsen L, Larsen JP. Symptoms, bother and POPQ in women referred with pelvic organ prolapse. Int Urogynecol J Pelvic Floor Dysfunct. 2003;14(2):122–7.

[40] Baessler K, et al. Australian pelvic floor questionnaire: a validated interviewer-administered pelvic floor questionnaire for routine clinic and research. Int Urogynecol J Pelvic Floor Dysfunct. 2009;20(2):149–58.

[41] Rogers RG, et al. A new instrument to measure sexual function in women with urinary incontinence or pelvic organ prolapse. Am J Obstet Gynecol. 2001;184(4):552–8.

[42] Rogers RG, et al. A short form of the pelvic organ Prolapse/Urinary Incontinence Sexual Questionnaire (PISQ-12). Int Urogynecol Floor Dysfunct. 2003;14(3):164–8. Aug discussion 168 Epub Jul 25 Erratum in Int Urogynecol Floor Dysfunct MayJun153219, 2004. 14(3 SRC – GoogleScholar).

[43] Hiller L, et al. Development and validation of a questionnaire for the assessment of bowel and lower urinary tract symptoms in women. BJOG. 2002;109(4):413–23.

[44] Bradshaw HD, et al. Development and psychometric testing of a symptom index for pelvic organ prolapse. J Obstet Gynaecol. 2006;26(3):241–52.

[45] Jones GL, et al. Responsiveness of the electronic Personal Assessment Questionnaire-Pelvic Floor (ePAQ-PF). Int Urogynecol J Pelvic Floor Dysfunct. 2009;20(5):557–64.

[46] Ulrich D, et al. Use of a visual analog scale for evaluation of bother from pelvic organ prolapse. Ultrasound Obstet Gynecol. 2014;43(6):693–7.

[47] Yalcin I, Bump RC. Validation of two global impression questionnaires for incontinence. Am J Obstet Gynecol. 2003;189(1):98–101.

[48] Srikrishna S, Robinson D, Cardozo L. Validation of the patient global impression of improvement (PGI-I) for urogenital prolapse. Int Urogynecol J. 2010;21(5):523–8.

[49] Trutnovsky G, et al. The "bother" of urinary incontinence. Int Urogynecol J. 2014;25(7): 947–51.

[50] Hagen S, et al. Psychometric properties of the pelvic organ prolapse symptom score. BJOG. 2009;116(1):25–31.

[51] Hagen S, et al. Individualised pelvic floor muscle training in women with pelvic organ prolapse (POPPY): a multicentre randomised controlled trial. Lancet. 2014;383(9919):796–806.

[52] Maher C. ICI 2012: pelvic organ prolapse surgery. Int Urogynecol J. 2013;24(11):1781.

[53] Swift S, et al. Pelvic Organ Support Study (POSST): the distribution, clinical definition, and epidemiologic condition of pelvic organ support defects. Am J Obstet Gynecol. 2005;192(3):795–806.

[54] Samuelsson EC, et al. Signs of genital prolapse in a Swedish population of women 20 to 59 years of age and possible related factors. Am J Obstet Gynecol. 1999;180(2 Pt 1):299–305.

[55] Culligan PJ, et al. A randomized controlled trial comparing fascia lata and synthetic mesh for sacral colpopexy. Obstet Gynecol. 2005;106(1):29–37.

[56] Zyczynski HM, et al. One-year clinical outcomes after prolapse surgery with nonanchored mesh and vaginal support device. Am J Obstet Gynecol. 2010;203(6):587.e1–8.

[57] Chmielewski L, et al. Reanalysis of a randomized trial of 3 techniques of anterior colporrhaphy using clinically relevant definitions of success. Am J Obstet Gynecol. 2011;205(1):69. e1–8.

[58] Sayer T, et al. Medium–term clinical outcomes following surgical repair for vaginal prolapse with tension–free mesh and vaginal support device. Int Urogynecol J. 2012;23(4):487–93.

[59] Macer GA. Transabdominal repair of cystocele, a 20 year experience, compared with the traditional vaginal approach. Am J Obstet Gynecol. 1978;131(2):203–7.

[60] Stanton SL, et al. Clinical and urodynamic effects of anterior colporrhaphy and vaginal hysterectomy for prolapse with and without incontinence. Br J Obstet Gynaecol. 1982;89(6): 459–63.

[61] Walter S, et al. Urodynamic evaluation after vaginal repair and colposuspension. Br J Urol. 1982;54(4):377–80.

[62] Porges RF, Smilen SW. Long–term analysis of the surgical management of pelvic support defects. Am J Obstet Gynecol. 1994;171(6):1518–26; discussion 1526–8.

[63] Sand PK, et al. Prospective randomized trial of polyglactin 910 mesh to prevent recurrence of cystoceles and rectoceles. Am J Obstet Gynecol. 2001;184(7):1357–62; discussion 1362–4.

[64] Weber AM, et al. Anterior colporrhaphy: a randomized trial of three surgical techniques. Am J Obstet Gynecol. 2001;185(6):1299–304; discussion 1304–6.

[65] Antosh DD, et al. Outcome assessment with blinded versus unblinded POP–Q exams. Am J Obstet Gynecol. 2011;205(5):489.e1–4.

[66] Digesu GA, et al. The FIGO assessment scoring system (FASS): a new holistic classification tool to assess women with pelvic floor dysfunction: validity and reliability. Int Urogynecol J Pelvic Floor Dysfunct. 2015;26(6):859–64.

[67] Olsen A, et al. Epidemiology of surgically managed pelvic organ prolapse and urinary incontinence. Obstet Gynecol. 1997;89(4):501–6.

[68] Miedel A, et al. A 5–year prospective follow–up study of vaginal surgery for pelvic organ prolapse. Int Urogynecol J Pelvic Floor Dysfunct. 2008;19(12):1593–601.

[69] Kapoor DS, et al. Reoperation rate for traditional anterior vaginal repair: analysis of 207 cases with a median 4–year follow–up. Int Urogynecol J. 2010;21(1):27–31.

[70] Brubaker L, et al. Abdominal sacrocolpopexy with Burch colposuspension to reduce urinary stress incontinence. N Engl J Med. 2006;354(15):1557–66.

[71] Maher C, et al. Surgical management of pelvic organ prolapse in women. Cochrane Database Syst Rev. 2004;4:CD004014.

[72] Paraiso MF, et al. Pelvic support defects and visceral and sexual function in women treated with sacrospinous ligament suspension and pelvic reconstruction. Am J Obstet Gynecol. 1996;175(6):1423–30; discussion 1430–1.

[73] Barber MD, et al. Bilateral uterosacral ligament vaginal vault suspension with site–specific endopelvic fascia defect repair for treatment of pelvic organ prolapse. Am J Obstet Gynecol. 2000;183(6):1402–10; discussion 1410–1.

[74] U.S. Department of Health and Human Services FDA Center for Drug Evaluation and Research; U.S. Department of Health and Human Services FDA Center for Biologics Evaluation and Research; U.S. Department of Health and Human Services FDA Center for Devices and Radiological Health. Guidance for industry patient–reported outcome measures: use in medical product development to support labeling claims: draft guidance. Health Qual Life Outcomes. 2006;4:79. SRC—GoogleScholar.

[75] Doaee M, et al. Management of pelvic organ prolapse and quality of life: a systematic review and meta–analysis. Int Urogynecol J. 2014;25(2):153–63.

[76] Altman D, et al. Sexual dysfunction after trocar–guided transvaginal mesh repair of pelvic organ prolapse. Obstet Gynecol. 2009;113(1):127–33.

[77] Gauruder–Burmester A, et al. Follow–up after polypropylene mesh repair of anterior and posterior compartments in patients with recurrent prolapse. Int Urogynecol J Pelvic Floor Dysfunct. 2007;18(9):1059–64.

第 14 章 盆腔器官脱垂术后泌尿、肠道及性功能症状

Urinary, Bowel and Sexual Symptoms After Surgery for Pelvic Organ Prolapse

Sharif I. M. F. Ismail　Diaa E. E. Rizk　**著**

吴桂珠　孙秀丽　**译**

一、概述

泌尿、肠道和性功能症状是评估盆腔器官脱垂（POP）手术的重要主观结局指标[1]。确立 POP 手术对这些症状的影响可以帮助患者判断手术治疗的价值，并帮助医生为每个患者推荐最佳的手术选择，以满足他们的目标和预期。POP 患者术前可能遭受泌尿、肠道和性功能症状困扰，而 POP 的手术治疗可能在随后得到改善、加重或没有改变。或者，一些没有泌尿、肠道或性功能问题的 POP 患者术后可能会出现新发症状。本章将回顾有关 POP 手术治疗结局与泌尿、肠道和性功能症状相关的现有证据，以指导临床医生对 POP 患者进行术前咨询。

二、泌尿症状

最近的一项 Cochrane 系统回顾得出结论，不同方式的阴道前壁修补术后新发压力性尿失禁（stress urinary incontinence，SUI）的发生率没有统计学差异[2]，这些术式包括自体组织修补术（筋膜）、应用生物补片（RR 1.44，95%CI 0.79～2.64）、聚丙烯补片（RR 0.67，95%CI 0.44～1.01）或可吸收补片（RR 0.72，95%CI 0.50～1.05）的修复手术。

该团队先前的一项系统回顾表明，前盆腔筋膜修复术后的新发尿失禁比例低于应用带臂网片的修复术[3]。对于阴道顶端脱垂，与经腹或腹腔镜手术相比，经阴道手术后 SUI 更常见（RR 1.86，95%CI 1.17～2.94）[4]。然而，应用网片的顶端修复手术与自体组织的阴道顶端脱垂修复术相比，两者在术后因新发尿失而需要再次抗尿失禁手术的比例无统计学差异（RR 4.91，95%CI 0.86～27.94）。

对于 POP 和 SUI 并存（有症状）的妇女，POP 和 SUI 两个手术同时联合进行或间隔开来进行，术后结局没有显著差异[5]。对于患有隐匿性压力性尿失禁的女性，联合手术会降低主观压力性尿失禁发生率（RR 0.6，95%CI 0.3～0.9）和随后抗尿失禁手术的概率（RR 0.4，95%CI 0.2～0.8），但不会降低客观 SUI、膀胱过度活跃症状（overactive bladder symptoms，OAB）或排空障碍。然而，POP 修复术和抗 SUI 手术同时进行会显著增加患者的不良事件（RR 1.6，95%CI 1.0～2.5）和延长留置尿管时间（RR 4.5，95%CI 1.5～13.3），差异有统计学意义。

约 40% 的术前合并 OAB 症状者 POP 修复术后症状消失。但有 12%[3] 和 9% 的患者可能出现新发 OAB 症状和排空障碍[6]。

三、肠道症状

一项前瞻性研究纳入 65 名女性，她们接受了多种 POP 修复手术，包括前盆腔修复术（36 例）、后盆腔修复术（32 例）、骶骨固定术（13 例）和阴式子宫切除术（20 例）。结果显示，在 30 个月的随访中，肠道症状（如便秘、排便费力和手助排便）有显著改善[7]。另一项关于后盆腔修复后肠道症状改善的前瞻性研究，纳入了 60 名女性，ePAQ-PF 量表评估显示排空障碍（42%），大便失禁（37%）以及肠道相关的生活质量（61%）评分在 3～6 个月的随访中得到显著改善[8]。虽然这些女性的肠易激评分改善了 28%，但没有统计学意义。便秘也没有明显改变（0.5%）。除排便疼痛和大便失禁外，其他排空和大便失禁症状均明显改善。最近的一篇系统回顾和 Meta 分析发现，骶骨固定术及筋膜修补术后 6 个月，肠道症状改善没有显著统计学差异[9]。

在阴道固定术和减少非可控排尿临床延伸试验（e-CARE）中，无论是否行后盆腔修复，经腹阴道—骶骨固定术后 5 年患者梗阻性便秘有明显改善，尽管有 17%～19%

的患者在随访时仍存在梗阻性便秘[10]。另一项回顾性队列研究，238 例接受前盆腔 /
阴道顶端脱垂手术的妇女中 61 例（26%）同时进行了后盆腔修复术，术后 6 周肛肠
功能问卷（CRADI-8）评分有显著改善[11]。与未进行后盆腔修复的患者相比，接受后
盆腔修复的患者症状改善幅度显著增大（18.2±20.1 vs. 9.9±18.6，$P < 0.01$）。在线性
回归模型中，这些妇女术后的 CRADI-8 得分降低 4.9 分，这表明肠道相关症状得到
更好的改善（95%CI，1.0~8.8，$P=0.02$）。在一项队列研究中，对 77 名女性进行了
机器人骶骨固定术，有或没有同时行后盆腔修复术，56% 患者出口便秘得到缓解，不
过两组之间没有统计学差异[12]。然而，术后新发出口便秘的发生率（13.6%）相对
较高。

一项前瞻性研究观察阴道闭合术对肠道功能的影响，使用肛肠功能问卷（colorectal-
anal distress inventory，CRADI）以及结直肠肛门影响问卷（colorectal-anal impact questionnaire，
CRAIQ）对患者进行了一年的随访[13]。这项研究包括 121 人，74 例（61%）为部分阴
道闭合术，47 例（39%）为完全阴道闭合术。其中 86 例（71%）额外进行肛提肌缝合
术，117 例（97%）行会阴体修补术。术后 1 年，全部有症状的梗阻性便秘和肛门失禁
症状均减少。排便急迫、黏液失禁和痔疮的发生率也显著降低。然而，在排便前或排
便时的疼痛没有统计学差异。CRADI 和 CRAIQ 评分显著改善，新发症状发生率较低
（0%~14%）。

四、性功能

在 POP 手术前准确地建立性功能基线是很重要的，最好使用经过验证的特定症状
问卷[14]，给患者恰当的咨询以理解他们的问题并引导他们的期望[15]。网片并发症，如
网片暴露会造成丈夫 / 伴侣性交困难，也是需要考虑的问题[16]。

一项系统回顾和 Meta 分析显示，POP 经筋膜修复后，患者的性功能显著改善
（s=-0.55，95%CI -0.68~-0.43），性交困难的比例有所改善（OR > 2.5）[17]。总的来
说，47% 的妇女术后有改善，39% 没有变化，18% 恶化，4% 新发性交困难。改善或无
变化的概率是恶化的 4.8 倍。

在另一项 Cochrane 系统回顾中，经阴道修补术后性交困难的发生率明显高于经腹

或腹腔镜下阴道顶端脱垂修补术（RR 2.53，95%CI 1.17～5.50）[4]。然而，在阴道顶端脱垂的阴道网片植入手术和非网片手术后性交困难的发生率没有显著差异[4]。此外，筋膜与生物补片的前盆腔修补术（RR 0.87，95%CI 0.39～1.93）或聚丙烯网片前盆腔修复术（RR 0.54，95%CI 0.27～1.06）后，性交困难的发生率没有明显增加，尚无可吸收网片的前盆腔修补术相关数据。一项随机对照研究显示，作为前盆腔脱垂的主要治疗方法，筋膜修复术和胶原涂层的聚丙烯网片修复术后 1 年和 3 年随访时，盆腔器官脱垂 / 尿失禁性生活问卷（PISQ-12）得分无统计学显著性差异[18]。尽管筋膜修复组的性活跃程度在随访 3 年中明显高于网片组（37.3% vs. 32.3%，$P < 0.01$），但在术后第 1 年性生活下降没有差异。先前的一篇综述支持了这些结果，并得出结论：与筋膜修复相比，使用可吸收和非吸收性网片进行前盆腔修复对性功能没有明显的不利影响[19]。关于后盆腔脱垂，一篇文献回顾认为还没有足够的循证医学证据证实网片修补术影响性生活症状[19]。

在 2006—2010 年进行的一项注册研究中，使用 10 种不同的套盒 726 例经阴道网片置入术患者进行了研究，265 例和 181 例性活跃患者中，分别报道有 7% 和 10% 的患者在术后 3 个月和 12 个月存在性交困难[20]。在对 2008 年 1 月—2014 年 4 月这 75 个月期间在一个三级医疗中心进行的 398 例阴道网片移除术的回顾性研究中，性交困难是 57% 病例的主要手术指征[21]。在另一项回顾性研究中，经阴道超声评估的 79 名女性中，82.2% 的性活跃女性出现性交困难，出现网片并发症[22]。在另一项研究中，23 名性活跃的女性中有 3 名（13%）的性交困难在网片移除后得到了解决[23]。

结论：评估泌尿、肠道和性生活症状是盆腔器官脱垂患者术前咨询和术后评估的不可分割的组成部分。

使用自体组织或网片修复脱垂似乎不会增加术后新发压力性尿失禁的风险，而最可能发生在阴道顶端脱垂修补术后。对于有脱垂和同时存在有症状的压力性尿失禁妇女，应告知联合和间隔性抗尿失禁手术的术后疗效无差异，治疗方案应个体化。对于隐匿性压力性尿失禁患者，应充分告知联合手术后尿失禁发生率较低，但代价是术后不良事件增多，从而选择最佳治疗方案。术前膀胱过度活动症状和排空障碍通常在脱垂修补术后消失，尽管少数患者术后可能出现这些新的症状。

脱垂手术，无论是盆底修补术还是阴道闭合术，都会使相关的肠道症状明显改善，至少在短期内。如果同时进行后盆腔修复，效果更好但术后新发便秘的风险更高。

脱垂术后性功能改变的证据尚不清楚，文献报道结果互相矛盾，但其效果似乎取决于受影响的腔室。性生活症状，尤其是性交困难，在经腹或腹腔镜下阴道顶端脱垂修补术后往往会改善。与自然组织修复相比，经阴道网片修补术对性功能的影响存在争议，现有数据主要与前盆腔脱垂有关。一些报告显示前盆腔网片修补术没有明显的不良影响，而另一些报告描述了术后高发的性交困难和网片移除率。关于后盆腔修补术对性功能影响的研究非常有限，因此无法提出基于循证医学的建议。在获得关于脱垂手术对性功能影响的更可靠的数据之前，明智的是以患者为中心的谨慎的术前咨询以制订治疗方案。

参 考 文 献

[1] Barber MD, Brubaker L, Nygaard I, Wheeler TL 2nd, Schaffer J, Chen Z, Spino C, Pelvic Floor Disorders Network. Defining success after surgery for pelvic organ prolapse. Obstet Gynecol. 2009;114:600–9.

[2] Maher C, Feiner B, Baessler K, Christmann–Schmid C, Haya N, Brown J. Surgery for women with anterior compartment prolapse. Cochrane Database Syst Rev. 2016;11:CD004014.

[3] Baessler K, Maher C. Pelvic organ prolapse surgery and bladder function. Int Urogynecol J. 2013;24:1843–52.

[4] Maher C, Feiner B, Baessler K, Christmann–Schmid C, Haya N, Brown J. Surgery for women with apical vaginal prolapse. Cochrane Database Syst Rev. 2016a;10:CD012376.

[5] van der Ploeg JM, van der Steen A, Oude Rengerink K, van der Vaart CH, Roovers JP. Prolapse surgery with or without stress incontinence surgery for pelvic organ prolapse: a systematic review and meta–analysis of randomised trials. BJOG. 2014;121:537–47.

[6] Maher C, Feiner B, Baessler K, Schmid C. Surgical management of pelvic organ prolapse in women. Cochrane Database Syst Rev. 2013;4:CD004014.

[7] de Oliveira MS, Cavalcanti Gde A, da Costa AA. Native vaginal tissue repair for genital prolapse surgical treatment: a minimum of 30 months of results. Eur J Obstet Gynecol Reprod Biol. 2016;201:75–8.

[8] Dua A, Radley S, Brown S, Jha S, Jones G. The effect of posterior colporrhaphy on anorectal function. Int Urogynecol J. 2012;23:749–53.

[9] Siddiqui NY, Grimes CL, Casiano ER, Abed HT, Jeppson PC, Olivera CK, Sanses TV, Steinberg AC, South MM, Balk EM, Sung VW, Society of Gynecologic Surgeons Systematic Review Group. Mesh sacrocolpopexy compared with native tissue vaginal repair: a systematic review and meta–analysis. Obstet Gynecol. 2015;125:44–55.

[10] Grimes CL, Lukacz ES, Gantz MG, Warren LK, Brubaker L, Zyczynski HM, Richter HE, Jelovsek JE, Cundiff G, Fine P, Visco AG, Zhang M, Meikle S, NICHD Pelvic Floor Disorders Network. What happens to the posterior compartment and bowel symptoms after sacrocolpopexy? evaluation of 5–year outcomes from E–CARE. Female Pelvic Med Reconstr Surg. 2014;20:261–6.

[11] Edenfield AL, Levin PJ, Dieter AA, Wu JM, Siddiqui NY. Is postoperative bowel function related to posterior compartment prolapse repair? Female Pelvic Med Reconstr Surg. 2014;20:90–4.

[12] Crane AK, Geller EJ, Matthews CA. Outlet constipation 1 year after robotic sacrocolpopexy with and without concomitant posterior repair. South Med J. 2013;106:409–14.

[13] Gutman RE, Bradley CS, Ye W, Markland AD, Whitehead WE, Fitzgerald MP, Network PFD. Effects of colpocleisis on bowel symptoms among women with severe pelvic organ prolapse. Int Urogynecol J. 2010;21:461–6.

[14] Kammerer–Doak D. Assessment of sexual function in

women with pelvic floor dysfunction. Int Urogynecol J. 2009;20(Suppl 1):S45–50.

[15] Karmakar D, Dwyer PL. Failure of expectations in vaginal surgery: lack of appropriate consent, goals and expectations of surgery. Curr Urol Rep. 2016;17:87.

[16] Petri E, Ashok K. Partner dyspareunia: a report of six cases. Int Urogynecol J. 2012;23:127–9.

[17] Jha S, Gray T. A systematic review and meta–analysis of the impact of native tissue repair for pelvic organ prolapse on sexual function. Int Urogynecol J. 2015;26:321–7.

[18] Rudnicki M, Laurikainen E, Pogosean R, Kinne I, Jakobsson U, Teleman P. A 3–year follow– up after anterior colporrhaphy compared with collagen–coated transvaginal mesh for anterior vaginal wall prolapse: a randomised controlled trial. BJOG. 2016;123:136–42.

[19] Dietz V, Maher C. Pelvic organ prolapse and sexual function. Int Urogynecol J. 2013;24: 1853–7.

[20] Bjelic–Radisic V, Aigmueller T, Preyer O, Ralph G, Geiss I, Muller G, Riss P, Klug P, Konrad M, Wagner G, Medl M, Umek W, Lozano P, Tamussino K, Tammaa A, Austrian Urogynecology Working Group. Vaginal prolapse surgery with transvaginal mesh: results of the Austrian registry. Int Urogynecol J. 2014;25:1047–52.

[21] Pickett SD, Barenberg B, Quiroz LH, Shobeiri SA, O'Leary DE. The significant morbidity of removing pelvic mesh from multiple vaginal compartments. Obstet Gynecol. 2015;125:1418–22.

[22] Manonai J, Rostaminia G, Denson L, Shobeiri SA. Clinical and ultrasonographic study of patients presenting with transvaginal mesh complications. Neurourol Urodyn. 2016;35:407–11.

[23] Hokenstad ED, El–Nashar SA, Blandon RE, Occhino JA, Trabuco EC, Gebhart JB, Klingele CJ. Health–related quality of life and outcomes after surgical treatment of complications from vaginally placed mesh. Female Pelvic Med Reconstr Surg. 2015;21:176–80.

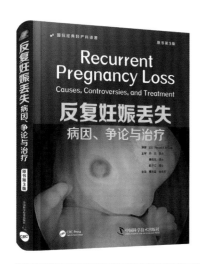
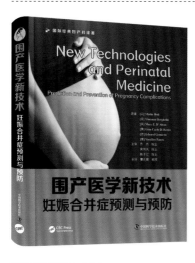
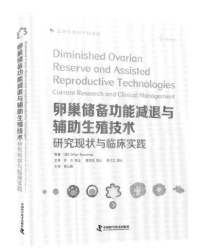

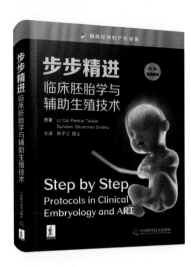

原著 Lt Col Pankaj Talwar 等
主译 陈子江 院士
开本 小 16 开（精装）
定价 168.00 元

本书较为全面地阐述了辅助生殖技术（ART）的临床诊疗方案、实验室及胚胎学相关重点内容，从建立 ART 实验室、体外受精（IVF）患者的筛选及准备着手，主要讨论了 ART 中临床医师重点关注的问题 和处理方法，如胚胎移植、取卵及卵细胞质内单精子注射、ART 常见并发症及其预防策略等。胚胎学部分，内容精彩，又辅以全彩图片进行细节展示，更加易于理解。此外，书中还特别讲解了 ART 中超声的作用及相关法律问题。本书综合性强，结合前沿进展，深入浅出，适合生殖医学领域的临床医师及学者参考阅读。

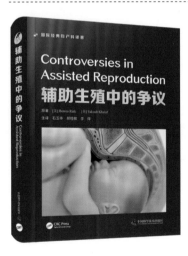

原著 [美] Botros Rizk 等
主译 石玉华 郝桂敏 李 萍
开本 大 16 开（精装）
定价 108.00 元

本书引进自世界知名的 CRC 出版集团，由 Botros Rizk 和 Yakoub Khalaf 两位教授联合众多该领域的医学专家共同打造。本书主要阐述了辅助生殖中存在争议的热点话题，不仅涵盖了卵巢标记物的应用、子宫内膜容受性分子标记物的应用、延时胚胎成像在辅助生殖技术实践中的应用、胚胎植入前遗传学筛查、取卵时是否冲洗卵泡等实验室热点话题，还涉猎了单胚胎移植、黄体期支持、体外受精安全性和有效性的衡量、反复种植失败、子宫肌瘤切除与否、子宫内膜异位症手术在体外受精中的局限性等临床热点话题。

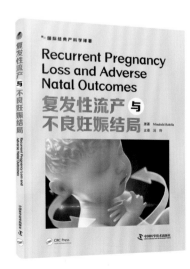

原著 Minakshi Rohilla
主译 冯 玲
开本 大 16 开（精装）
定价 98.00 元

本书引进自世界知名的 CRC 出版集团，由 Minakshi Rohilla 教授联合众多国际妇产科专家共同打造，国内华中科技大学同济医学院附属同济医院产科十余位专家联合翻译，是一部临床指导意义极强的复发性流产诊疗著作。著者结合自身多年的临床实践经验，从高危因素、孕前咨询、妊娠管理等多角度，全面介绍了孕早期、孕中期复发性流产的病因、诊疗方案及各种不良孕产史，同时覆盖了孕早期复发性流产、孕中期流产（包括宫颈功能不全引起的无痛性流产）、早产、孕晚期胎儿死亡、死产、复发性肝内胆汁淤积症、高血压、胎盘早剥、瘢痕子宫 / 子宫破裂等妊娠合并症等内容，还对有智力障碍儿童、遗传性疾病患儿生育史的女性患者遗传咨询及管理方法进行了阐述。